国家卫生和计划生育委员会"十三五"规划教材配套教材

全国高等学校配套教材

供康复治疗学专业用

语言治疗学
实训指导

第2版

主　审　李胜利
主　编　张庆苏
副 主 编　陈卓铭
编　委　（以姓氏笔画为序）

万桂芳　中山大学附属第三医院　　　　张庆苏　首都医科大学中国康复研究
王丽梅　哈尔滨医科大学附属第五　　　　　　　中心
　　　　医院　　　　　　　　　　　　张建斌　长治医学院附属和济医院
王德强　滨州医学院康复医学院　　　　陈　艳　广州医科大学附属第二医院
冯兰云　天津医科大学儿童临床学院　　陈卓铭　暨南大学附属第一医院
刘晓明　北京联合大学　　　　　　　　陈慧娟　哈尔滨医科大学附属第一医院
汤继芹　山东中医药大学　　　　　　　郭艳芹　牡丹江医学院附属红旗医院
李胜利　首都医科大学中国康复研究　　谢　谨　湖北省十堰市太和医院
　　　　中心
编写秘书　林珍萍　暨南大学附属第一医院

人民卫生出版社

图书在版编目（CIP）数据

语言治疗学实训指导 / 张庆苏主编 . —2 版 . —北京：人民卫生出版社，2019

全国高等学校康复治疗专业第三轮规划教材配套教材

ISBN 978-7-117-28032-7

Ⅰ. ①语…　Ⅱ. ①张…　Ⅲ. ①语言障碍 – 治疗学 – 高等学校 – 教学参考资料　Ⅳ. ①R767.92 ② H018.4

中国版本图书馆 CIP 数据核字（2019）第 023137 号

人卫智网	www.ipmph.com	医学教育、学术、考试、健康，购书智慧智能综合服务平台
人卫官网	www.pmph.com	人卫官方资讯发布平台

版权所有，侵权必究！

语言治疗学实训指导
第 2 版

主　　编：张庆苏
出版发行：人民卫生出版社（中继线 010-59780011）
地　　址：北京市朝阳区潘家园南里 19 号
邮　　编：100021
E - mail：pmph @ pmph.com
购书热线：010-59787592　010-59787584　010-65264830
印　　刷：北京汇林印务有限公司
经　　销：新华书店
开　　本：787 × 1092　1/16　印张：10.5
字　　数：269 千字
版　　次：2013 年 9 月第 1 版　　2019 年 3 月第 2 版
　　　　　2023 年 5 月第 2 版第 5 次印刷（总第 12 次印刷）
标准书号：ISBN 978-7-117-28032-7
定　　价：29.00 元

打击盗版举报电话：010-59787491　E-mail：WQ @ pmph.com
（凡属印装质量问题请与本社市场营销中心联系退换）

前言

本书第 1 版于 2013 年出版,至今已经过去 5 年之久,结合《语言治疗学》主干教材出版的《语言治疗学实训指导》,是人民卫生出版社对康复医学系列教材进行补充丰富的一次成功尝试,本书自出版以来,不仅成为主干教材的配套教材,也成为了语言治疗专业人员入门的工具书和参考书,甚至也为患者及家属的参考和家庭康复指导所用,受到了广泛好评。

2017 年在人民卫生出版社的组织下,从全国各地高等院校遴选的本专业一线从事教学工作的专家重新组成了《语言治疗学实训指导》第 2 版的编写组,根据他们在第 1 版《语言治疗学实训指导》教学使用中获得的宝贵经验,对第 1 版的内容进行了扩充和修订,形成了这本新版实训指导。

本版实训指导进行了如下的修订:①文中各部分均进行了勘误和内容的适当补充更新,满足 5 年来语言康复专业工作的飞速发展;②删减了"十三、各部分实训小结"的内容,而把实训小结放在了各部分内容之后供同学和教师学习后即刻参考;③增加了"口吃的评价与治疗""语言障碍的常见治疗设备操作"以及"言语残疾的评定"三部分内容,使得章节增加到了十六章,增加了部分图例,使实训内容更加丰富;④修订了一些章节的术语名称,使名称更加规范。

本书在修订过程中,承蒙参加编写的各位专家的鼎力合作,各参编单位的大力支持,本教材编写秘书林珍萍医生的辛勤工作,以及主审李胜利教授和主干教材主编陈卓铭教授的支持,使本书得以顺利编写完成,在此一并表示感谢。

本书参编的各位作者分别是(按章节顺序排列):李胜利、陈艳、张庆苏、冯兰云、郭艳芹、万桂芳、谢瑾、刘晓明、陈慧娟、王丽梅、王德强、张建斌、汤继芹、陈卓铭。由于水平和时间受限,本书可能会存有不少缺点,敬请读者不吝赐教和指正,以便于我们今后将工作做得更加完善。

张庆苏

2019 年 1 月

目录

一、失语症的评价

（汉语标准失语症检查）

【目的与要求】

掌握 标准失语症检查法的实际操作。

【实训前准备】

1. 仔细阅读《语言治疗学》(第3版)第五章第八节的失语症评定内容。

2. 准备好评价工具 失语症检查成套工具包括记录用表(标准失语症检查表)、检查图册、检查词卡、检查用实物(手帕、牙刷、硬币、钢笔、梳子、钥匙、剪子、镜子、盘子、牙膏)以及铅笔、记录用无格白纸。

3. 10~15m² 的检查用房间,房间安静,一张语言治疗台和两把椅子,检查室应该安静,避免视觉、听觉干扰。

【适应证】

小学高年级以上文化水平的成人失语症患者。

【实训操作程序】

各项目的操作及打分方法。

（一）项目一

听理解

1. 分项目1 名词理解

（1）方法:将检查图册翻到需要的页,检查者说:"我说一个词,请指出来是哪个图"同时注意反应的时间及如何回答,回答的时间限制在15秒。15秒内答错或大于15秒无反应就要提示。提示方法为重复提问一次,要观察及记录患者的反应。

（2）用具:检查图册、记录表。

（3）中止标准:

中止A:3分及以下,连续错误两题中止。

中止B:全检。

（4）检查词:①西瓜;②鱼;③自行车;④月亮;⑤椅子;⑥电灯;⑦火;⑧钟表;⑨牙刷;⑩楼房。

（5）打分:

6分:(完全正确)检查者提出问题后患者在3秒内回答正确(非利手,应用患侧手时,时间适当延长不减分)。

5 分:(延迟完全正确)3 秒以内开始,15 秒内回答正确。

3 分:(提示后正答)15 秒后不能回答或误答,提示后回答正确。

1 分:(误答)15 秒后提示回答不正确。

2. 分项目 2 动词理解

(1)方法:将检查图册翻到需要的页,检查者说:"我说一个词,请指出来是哪个图?"同时注意反应的时间及如何回答,回答的时间限制在 15 秒。15 秒内答错或大于 15 秒无反应就要提示。提示方法为重复提问一次,要观察及记录反应。

(2)用具:检查图册、记录表。

(3)中止标准

中止 A:3 分及以下,连续错误两题中止。

中止 B:全检。

(4)检查词:①飞;②睡;③喝水;④跳舞;⑤穿衣;⑥敲;⑦坐;⑧游泳;⑨哭;⑩写。

(5)打分

6 分:(完全正确)检查者提出问题后患者在 3 秒内回答正确(非利手,应用患侧手时,时间适当延长不减分)。

5 分:(延迟完全正确)3 秒以内开始,15 秒内回答正确。

3 分:(提示后正答)15 秒后不能回答或误答,提示后回答正确。

1 分:(误答)15 秒后提示回答不正确。

3. 分项目 3 句子理解

(1)方法:向患者说:"请按我说的指图"回答的时间限定为 15 秒,大于 15 秒无反应或 15 秒内回答错误需要提示,提示方法为再重复提问一遍。

(2)用具:检查图册、记录表。

(3)中止标准:

中止 A:3 分及以下,连续错误五题。

中止 B:分项目 1 或 2 中 6 分和 5 分在五题以下。

(4)检查语句

1)水开了。

2)孩子们堆了一个大雪人。

3)男孩洗脸。

4)男孩付钱买药。

5)老人拄着拐杖独自过人行横道。

6)两个孩子在讨论书上的图画。

7)男孩子在湖上划船。

8)小男孩的左臂被车门夹住了。

9)一个男演员边弹边唱。

10)护士准备给男孩打针。

(5)打分

6 分:(完全正答)患者在 3 秒以内开始反应,且回答正确,非利手或用患侧时,适当延长时间不减分。

5 分:(延迟反应正答)3 秒后开始,15 秒内回答正确。

3分:经提示回答正确。

1分:经提示后回答不正确。

4. 分项目4 执行口语命令

(1) 用具:钢笔、剪子、牙刷、镜子、盘子、手帕、牙膏、硬币、梳子、钥匙。

(2) 方法:把以上物品,按下面图示摆放好,告诉患者要注意听,患者每做完一个题目后,由检查者把物品放回原位,在评价表上用下划线把听的句子分成数个单位,每一条下划线上的词或者字为一个单位,在患者移动物品时,按单位错误计算给分。提示方法为再重复一遍指令。

物品摆放如下所示:

患者

钢笔	剪子	牙刷	镜子	盘子
手帕	牙膏	钱	梳子	钥匙

检查者

(3) 检查用口语指令

1) 把 梳子 和 剪子 拿起来。

2) 把 钢笔 放在 盘子 旁边。

3) 用 牙刷 碰 三下 盘子。

4) 把 牙膏 放在 镜子 上。

5) 把 钥匙 和 钱 放在 手帕 上。

6) 把 盘子 扣过来 再把 钥匙 拿起来。

7) 摸 一下 镜子 然后 拿起 梳子。

8) 把 钱 放在 牙膏 前面。

9) 把 剪子 和 牙刷 换个 位置,再 把镜子 翻过来。

10) 把 钢笔 放在 盘子 里,再 拿出来 放在 牙膏 和 钱 之间。

(4) 判断方法

1) 一个单位(横线所示)错误为不完全反应(有错误)。

2) 大于两个单位的错误或大于15秒无反应需进行提示。

3) 提示后仍大于两个单位错误为错答。

(5) 打分

6分:(完全正答)患者在检查者提出问题后3秒内开始反应,且回答正确,患者用非利手或患侧手,可适当延长时间不减分。

5分:(延迟完全正确)患者在3分后开始反应,15秒内反应正确。

4分:(不完全反应)15秒内答出,但有一个单位错误(关系的颠倒,附加动作也包括在内)。

3分:提示后正答。

2分:提示后不完全反应(提示后同4分结果)。

1分:(错答)提示后回答在2分的结果以下。

(6) 中止标准

中止A:4分及以下连续答错五题。

中止B:分项目2中6分和5分在六题以下,分项目3中在五题以下。

（7）打分举例:如果检查者说"把 梳子 和 剪子 拿起来",患者反应如下:①按规定时间内反应(患者拿起剪子,但没有拿起梳子),这种情况判定为一个单位错误,初次出现这样的错误评4分,提示后出现这样的错误评2分。②患者把剪子放在了梳子旁边,大于两个单位错误,需提示,提示后正确评3分,提示后仍出现这样的错误评1分。

（二）项目二

复述

1. 分项目5　名词

（1）方法:检查者用正常的说话速度讲话,让患者重复,事先要告诉患者注意听,提示方法为再说一遍让患者复述。等待时间为15秒。

（2）中止标准

中止A:4分及以下连续错误三题。

中止B:全检。

（3）检查词:①自行车;②楼房;③西瓜;④月亮;⑤电灯;⑥牙刷;⑦钟表;⑧鱼;⑨椅子;⑩火。

（4）打分

6分:3秒以内复述正确。

5分:15秒以内复述正确。

4分:15秒以内复述出,三音节词中一个音节错误;两音节词和单音节词中一个音素错误。

3分:提示后复述正确。

2分:提示后同4分的结果。

1分:提示后反应在2分的结果以下。

2. 分项目6　动词

（1）方法:检查者用正常的说话速度讲话,让患者重复,事先要告诉患者注意听,提示方法为再说一遍让患者复述。等待时间为15秒。

（2）中止标准:

中止A:4分及以下连续错误三题。

中止B:全检。

（3）检查词:①坐;②哭;③睡;④游泳;⑤穿衣;⑥喝水;⑦写;⑧飞;⑨敲;⑩跳舞。

（4）打分

6分:3秒以内复述正确。

5分:15秒以内复述正确。

4分:15秒以内复述出,三音节词中一个音节错误;两音节词和单音节词中一个音素错误

3分:提示后复述正确。

2分:提示后同4分的结果。

1分:提示后反应在2分的结果以下。

3. 分项目7　句子

（1）方法:基本与名词和动词的复述检查相同,只是把句子用斜线分成数个单位,一个单位错误为不完全反应,大于两个单位错误需提示。等待时间30秒。

（2）中止标准

中止A:4分及以下,连续错误三题。

中止B:分项目5或6中6分和5分在六题以下。

（3）检查语句

1）/护士/准备/给/男孩/打针/。

2）/男孩/洗/脸/。

3）/一个/男演员/边弹/边唱/。

4）/孩子们/堆了/一个/大雪人/。

5）/水/开/了/。

6）/小男孩/的左臂/被/车门/夹住了/。

7）/男孩子/在湖上/划船/。

8）/两个/孩子/在讨论/书上的/图画/。

9）/男孩/付钱/买药/。

10）/老人/拄着/拐杖/独自过/人行横道/。

（三）**项目三**

说（表达能力）

1. 分项目8　命名

（1）用具：《失语症检查图册》记录表。

（2）方法：患者出示图册页,检查者指名词图,同时问"这个是什么"。提示要按表1-1中规定的提示音节或音素进行。

（3）中止标准

中止A：4分及以下,连续答错三题中止。

中止B：全检。

（4）等待回答时间15秒。

（5）打分

6分：(完全正确)3秒回答,正确反应。

5分：(延迟正答)3~15秒内正答。

4分：15秒内正答,或不完全反应(三音节词的一个音节错误,两音节词和单音节词一个音素错误)。

提示：大于以上错误时需提示。

3分：(15秒后提示正答)。

2分：(提示后不完全反应)经提示后同4分的结果。

1分：提示后答错(多于2分的错误)。

2. 分项目9　动作说明

（1）用具：失语症检查图册。

（2）方法：患者出示图册页,检查者指图,同时问："这个人(或者他/它)在干什么?"要求患者用动词来说明,提示要按表1-1规定的提示音节或音素进行。

（3）中止标准：

中止A：4分及以下,连续答错三题中止。

中止B：全检。

（4）等待回答时间15秒。

（5）打分

6分：(完全正确)3秒回答,正确反应。

5 分:(延迟正答)3~15 秒内正答。

4 分:15 秒内正答,不完全反应(在这里指三音节词的一个音节错误,两音节词和单音节词一个音素错误)。

提示:大于以上错误时需提示。

有时需要推测判断,特别是在患者合并构音障碍时,如哭(ku)说成姑(gu)、呼(hu)可推测为正确。但当所说的词既无辅音又无元音相似,同时又有四声的错误时,不应记为正确。

3 分:(15 秒后提示正答)。

2 分:(提示后不完全反应)经提示后同 4 分的结果。

1 分:提示后答错(多于 2 分的错误)。

表 1-1 名词、动词复述检查中词的提示音节或音素

名词词语	提示音节或音素	动词词语	提示音节或音素
①月亮	月	①喝水	喝
②电灯	电	②跳舞	跳
③鱼	y	③敲	q
④火	h	④穿衣	穿
⑤椅子	椅	⑤哭	k
⑥牙刷	牙	⑥写	x
⑦楼房	楼	⑦睡	sh
⑧自行车	自	⑧飞	f
⑨钟表	钟	⑨坐	z
⑩西瓜	西	⑩游泳	游

3. 分项目 10 画面说明

(1)检查方法:同上所示。

(2)等待时间:30 秒。

(3)中止标准

中止 A:4 分及以下,连续错误四题。

中止 B:分项目 8 或 9 中 6 分和 5 分在五题以下。

(4)打分说明:此项检查需选定一些关键词(括号内所示为相同内容的不同表述)如下,如患者可以说出关键词,算正答。

1)孩(孩子)买,药。

2)孩子们,堆,雪人。

3)水(壶)开了。

4)男孩(孩子)洗脸。

5)老人,过,人行横道。

6)一个人,弹,唱。

7)护士,打针。

8)小男孩左臂(胳膊,肘,手)被,夹住了。

9)男孩(孩子)划船。

10)两个孩子(孩子们),讨论(看,商量),图画(书)。

(5)打分

6分:关键词全部在10秒内说出。

5分:关键词全部在30秒内说出。

4分:主语,宾语之一的错误为不完全反应。

3分:动词错误,或主宾全错误时需要提示,提示后,回答正确为3分。

2分:提示后同4分的结果。

1分:提示后在2分的结果之下。

4. 分项目11 漫画说明

(1)检查用具:《失语症检查图册》漫画部分、记录表。

(2)方法:出示漫画图,让患者描述,同时检查者要在图边记录下患者说的词语。

(3)限时5分钟。

(4)中止标准

中止A:1分钟没说出有意义的词。

中止B:分项目8或9中6分和5分在六题以下,分项目10在两题以下。

(5)打分

6分:基本含义包括(撞,起包,锯,高兴等)无语法错误。

5分:基本含义包括有少许,语法错误,流利。

4分:三个图基本含义正确,有少许语法错误。

3分:两个图基本含义正确,有一些语法错误。

2分:一个图基本含义正确,有许多语法错误。

1分:以上基本含义,相关词均无。

5. 分项目12 词名列举(水果名)

(1)检查方法:向患者说明在一分钟之内尽可能多地说出水果的名称。

(2)工具:记录表。

(3)中止标准

中止B:分项目8或9中6分和5分在三题以下,分项目10在两题以下。

(4)等待时间:1分钟。

(5)打分:说出每一个水果名给1分,重复说出不计分。

(四)项目四

出声读

1. 分项目13 名词

(1)方法:向患者出示词卡。

(2)工具:失语症检查成套工具中的词卡、记录表。

(3)检查词:①楼房;②牙刷;③钟表;④火;⑤电灯;⑥椅子;⑦月亮;⑧自行车;⑨鱼;⑩西瓜。

(4)等待时间:15秒。

(5)中止标准

中止A:4分及以下,连续错误两题。

中止 B：全检。

（6）打分：同项目三中名词评分的内容。

（7）提示方法：同项目三中名词检查的提示内容。

2. 分项目 14　动词

（1）方法：向患者出示词卡。

（2）工具：失语症检查成套工具中的词卡、记录表。

（3）检查词：①写；②哭；③游泳；④坐；⑤敲；⑥穿衣；⑦跳舞；⑧喝水；⑨睡；⑩飞。

（4）等待时间：15 秒。

（5）中止标准

中止 A：4 分以下，连续错误两题。

中止 B：全检。

（6）打分：同项目三中动词评分的内容。

（7）提示方法：同项目三中动词检查的提示内容。

3. 分项目 15　句子

（1）方法，让患者出示句卡，读出声，30 秒内无反应或两单位错误需提示，提示方法为字头提示。

（2）工具：失语症检查成套工具中的句卡、记录表格。

（3）等待时间：30 秒。

（4）中止标准

中止 A：4 分及以下连续错误两题。

中止 B：分项目 13 或 14 中 6 分和 5 分总数在五题以下。

（5）检查语句

1）/ 水 / 开 / 了 /。

2）/ 男孩 / 洗 / 脸 /。

3）/ 男孩 / 付钱 / 买药 /。

4）/ 孩子们 / 堆了 / 一个 / 大雪人 /。

5）/ 老人 / 拄着 / 拐杖 / 独自过 / 人行横道 /。

（6）打分

6 分：(完全正确)10 秒内开始读，且正确。

5 分：(延迟正答反应)10~30 秒开始读，且正确。

4 分：(不完全反应)30 秒内开始读，一个单位错误（包括一个单位中的一个字）。

3 分：提示后读正确。

2 分：提示后反应同 4 分的结果。

1 分：提示后反应在 2 分之下。

（五）项目五

阅读

1. 分项目 16　名词

（1）方法：向患者出示词卡和图册对应检查部分，让患者先看词卡，然后指出相对应的图画。

（2）等待时间 15 秒。

（3）工具：失语症检查成套工具中的词卡、检查图册、记录表。

（4）中止标准：

中止 A：3 分及以下，连续错误两题。

中止 B：全检。

（5）打分

6 分：3 秒内回答完全正确。

5 分：3~15 秒内回答正确。

3 分：15 秒后提示回答正确（回答错误或 15 秒后无反应需提示，提示为让患者再看一遍）。

1 分：提示后回答不正确。

2. 分项目 17　动词

（1）方法：向患者出示失语症检查成套工具中的词卡和图册对应检查部分，让患者先看词卡，然后指出相对应的图画。

（2）等待时间 15 秒。

（3）工具：失语症检查成套工具中的词卡、检查图册、记录表。

（4）中止标准

中止 A：3 分及以下，连续错误两题。

中止 B：全检。

（5）打分

6 分：3 秒内回答完全正确。

5 分：3~15 秒内回答正确。

3 分：15 秒后提示回答正确（回答错误或 15 秒后无反应需提示，提示为让患者再看一遍）。

1 分：提示后回答不正确。

3. 分项目 18　句子

（1）方法：向患者出示句卡和图画并让患者指出对应的图画。

（2）工具：失语症检查成套工具中的句卡、《失语症检查图册》、记录表。

（3）等待时间 20 秒。

（4）中止标准

中止 A：3 分及以下，连续错五题。

中止 B：分项目 16 或 17 中 6 分和 5 分总数在五题以下。

（5）检查语句

1）水开了。

2）两个孩子在讨论书上的图画。

3）孩子们堆了一个大雪人。

4）男孩付钱买药。

5）男孩洗脸。

6）男孩在湖上划船。

7）小男孩的左臂被车门夹住了。

8）老人拄着拐杖独自过人行横道。

9）护士准备给男孩打针。

10）一个男演员边弹边唱。

（6）打分

6分：10秒内回答正确。

5分：10~20秒回答正确。

3分：20秒后提示回答正确。

1分：提示后回答错误。

4. 分项目19　执行文字命令

（1）方法：向患者出示文字指令卡，按卡上文字指示移动物品，首先要把物品按图示的位置摆好，然后再向患者出示指令卡。

物品摆放的位置，如下所示：

患者

笔	剪子	牙刷	镜子	盘子
手帕	牙膏	钱	梳子	钥匙

检查者

（2）工具：失语症成套检查中的文字指令卡及10种物品、记录表。

（3）中止标准

中止A：3分及以下连续错误五题。

中止B：分项目17中6分和5分总数在六题以下。分项目18中五题以下。

（4）语句

1）把 梳子 和 剪子 拿起来。

2）把 钢笔 放在 盘子 旁边。

3）把 镜子 扣过来 再把 钥匙 拿起来。

4）用 牙刷 碰 三下 盘子。

5）把 钥匙 和 钱 放在 手帕 上。

6）把 牙膏 放在 镜子 上。

7）摸 一下 镜子 然后 拿起 梳子。

8）把 剪子 和 牙刷 换个位置，再把 镜子 翻过来。

9）把 钱 放在 牙膏 前面。

10）把 钢笔 放在 盘子里 再 拿出来 放在 牙膏 和 钱 之间。

（5）打分

6分：10秒内回答移动物品正确。

5分：10~20秒回答，移动物品正确。

4分：20秒内回答，不完全反应（一个单位错误包括顺序的颠倒），两个单位以上不正确需提示。

3分：提示后移动物品正确。

2分：提示后错误为两单位错误。

1分：提示后错误多于2分的错误。

（六）项目六

抄写

1. 分项目20　名词

（1）方法：向患者出示词卡，嘱患者看好并抄写下来，当患者开始抄写时把词卡拿走。

（2）工具：失语症检查成套工具中的抄写词卡、记录白纸、笔。

（3）等待时间：15 秒。

（4）中止标准

中止 A：4 分及以下，连续错误两题。

中止 B：全检。

（5）抄写词：①西瓜；②自行车；③楼房；④牙刷；⑤月亮。

（6）提示条件：一字词错（正确笔画不足 50%），两字词全错。提示方法为口语命令"再看一遍"并同时出示词卡。

（7）不完全反应：一字词书写正确笔画大于 50%，两字词一个字错误。

（8）打分

6 分：3 秒内抄写正确。

5 分：3~15 秒开始写，抄写正确。

4 分：15 秒内写出，不完全反应。

3 分：提示后写出正确。

2 分：提示后反应与 4 分的相同。

1 分：提示后无反应。

2．分项目 21　动词

（1）方法：向患者出示词卡，嘱患者看好并抄写，当患者开始抄写时把词卡拿走。

（2）工具：失语症检查成套工具中的抄写词卡、记录白纸、笔。

（3）等待时间：15 秒。

（4）中止标准

中止 A：4 分及以下，连续错误两题。

中止 B：全检。

（5）检查词语：①游泳；②飞；③睡；④写；⑤喝水。

（6）提示条件：一字词错（正确笔画不足 50%），两字词全错。提示方法为再看一遍。

（7）不完全反应：一字词书写正确笔画大于 50%，两字词一个字错误。

（8）打分

6 分：3 秒内抄写正确。

5 分：3~15 秒开始写，抄写正确。

4 分：15 秒内写出，不完全反应。

3 分：提示后写出正确。

2 分：提示后反应与 4 分的相同。

1 分：提示后无反应。

3．分项目 22　句子

（1）工具：失语症检查成套工具中的句子抄写卡片、记录白纸和笔。

（2）方法：同分项目 20 和 21，提示和打分时需要将句子用斜线分开数个单位，斜线之间的词为一个单位，根据患者抄写出的单位数选择提示以及确定打分。

（3）等待时间：30 秒，（非利手或患侧手可延长至 40 秒）。

（4）中止标准

中止 A：4 分及以下连续错误两题。

中止 B:分项目 21 和 22 中 6 分和 5 分总数在三题以下。

（5）检查语句

1）/ 男孩 / 洗脸 /。

2）/ 水 / 开 / 了 /。

3）/ 孩子们 / 堆了 / 一个 / 大雪人。

4）/ 男孩 / 在湖上 / 划船 /。

5）/ 老人 / 拄着 / 拐杖 / 独自过 / 人行横道 /。

（6）提示:一个单位错误为不完全反应,两个单位以上错误或 30 秒无反应需提示。

（7）打分

6 分:10 秒内开始写,书写正确(非利手或患侧手可延长至 15 秒)。

5 分:10~30 秒内书写(非利手或患侧手可延长至 15~40 秒)。书写正确。

4 分:30 秒内开始书写(非利手或患侧手可延长至 40 秒)。有一单位错误。

3 分:提示(重复看句卡后)书写正确。

2 分:提示后结果同 4 分的结果。1 分:提示后低于 2 分的结果。

（七）项目七

描写

1. 分项目 23　命名书写

（1）用具:《失语症检查图册》、记录白纸和笔。

（2）方法:向患者出示图册并给患者一张白纸,检查者:"这是什么,请用文字写出来。"提示条件为一字词所书写的不足提示部分,两字词一个字错误,三个词两字错或有书写保持时需提示。一字词书写正确部分大于提示部分,两个词一字以上正确,三字词两字以上正确为不完全反应。提示时左右结构字形或上下结构字形提示偏旁或上半部分,其他字形提示字的初始二至三画。如患者把电灯写成灯,楼房写成楼,钟表写成钟为正确反应。

（3）中止标准

中止 A:4 分及以下连续错误两题。

中止 B:全检。

（4）检查词语:①电灯;②月亮;③楼房;④自行车;⑤钟表;⑥牙刷;⑦椅子;⑧鱼;⑨火;⑩西瓜。

（5）打分

6 分:10 秒内开始写且正确。

5 分:10~30 秒内开始写且正确。

4 分:30 秒开始写,不完全反应。

3 分:提示后书写正确。

2 分:提示后不完全反应。

1 分:提示后低于 2 分的结果。

2. 分项目 24　动作描写

（1）用具:失语症检查图册。

（2）方法:向患者出示图册并给患者一张白纸,检查者说:"这是什么,请用文字写出来。"提示条件为一字词所书写的不足提示部分,两字词一个字错误,三个词两字错或有书写保持时需提示。一字词书写正确部分大于提示部分,两个词一字以上正确,三字词两字以上正确为不完全反应。提示:左右结构字形或上下结构字形提示偏旁或上半部分,其他字形提示字的初始2~3画。如患者把"喝水"写成"喝酒","睡"写成"睡觉"为正确反应。

（3）中止标准

中止A:4分以下连续错误两题。

中止B:全检。

（4）检查词语:①跳舞;②喝水;③睡;④飞;⑤坐;⑥写;⑦哭;⑧敲;⑨穿衣;⑩游泳。

（5）打分

6分:10秒内开始写且正确。

5分:10~30秒内开始写且正确。

4分:30秒开始写,不完全反应。

3分:提示后书写正确。

2分:提示后不完全反应。

1分:提示后低于2分的结果。

3. 分项目25　画面描写

（1）方法:向患者出示失语症检查图册,让患者用一句话描述检查者指出的画,在此规定了一些关键词(表1-2),按关键词书写的正确、错误给分。

（2）提示:向被评价者说:"请你再看一遍这个图。"

表1-2　检查语句与关键词

语句	关键词
①孩子们堆了一个大雪人。	孩子们,堆,雪人
②男孩付钱买药。	孩子,买药
③护士准备给男孩打针。	护士,打针
④小男孩的左臂被车门夹住了。	小男孩,手,被,夹住了
⑤男孩在湖上划船。	孩子,划船
⑥一个男演员边弹边唱。	一个人(演员)弹,琴(吉他)
⑦水开了。	水(壶)开了
⑧男孩洗脸。	男孩(孩子),洗脸
⑨两个孩子在讨论书上的画。	两个孩子(男孩们),讨论(看、商量),图画,书
⑩老人拄着拐杖独自过人行横道。	老人,过,(人行横道)马路

（3）中止标准

中止A:4分以下连续错误两题。

中止B:分项目23或24中6分和5分在五题以下。

（4）打分

6分:15秒内开始写,关键词书写正确。

5分:15~30秒内开始写(非利手或患侧手可延长至40秒)。关键词书写正确。

4分:30秒内开始书写(非利手或患侧手可延长至40秒)。不完全反应(主语或宾语之一不正确)。动词描写不正确,主宾两个成分错误时需提示。

3分:提示后回答正确。

2分:提示后描写不完全反应。

1分:提示后低于2分的结果。

4. 分项目26 漫画描写

(1)工具:《失语症检查图册》漫画描写部分。

(2)方法:向患者出示图册中的漫画,嘱患者按漫画的意思写出来,漫画中的基本含义包括撞、起包、锯、高兴。

(3)中止标准

中止A:如患者可以写,书写的时间不限制,但1分钟内未写出有意义的文字。

中止B:分项目23或24中6分和5分在六题以下。分项目25中在两题以下。

(4)打分

6分:基本含义包括(撞、起包、锯、高兴等),无语法错误。

5分:基本含义包括,有少许语法错误。

4分:3个图基本含义包括,有一些语法错误。

3分:两个图基本含义正确,有许多语法错误。

2分:1个图基本含义正确,只用单词表示。

1分:以上基本含义、相关词均无。

(八) 项目八

听写

1. 分项目27 名词

(1)检查工具:记录表、铅笔、记录白纸。

(2)方法:将笔与记录白纸交给患者,检查者要求"请将我说的话写下来"。

(3)反应时间:限时30秒。

(4)中止标准

中止A:4分及以下连续错误两题。

中止B:名词全检。动词:分项目27中6和5分在三题以下。

(5)检查词:①楼房;②钟表;③电灯;④月亮;⑤鱼。

(6)提示:一字词错(正确笔画不足50%),两字词全错,需要提示,提示方法为评价者再说一遍;不完全反应:两字词一个字不正确,一字词书写正确笔画大于50%。

(7)打分

6分:10秒内写出且词正确。

5分:10~30秒内写出且词正确。

4分:30秒内写出不完全反应。

3分:提示后书写正确。

2分:提示后不完全反应。

1分:提示后低于2分的结果。

2. 分项目28 动词

(1)检查工具:记录表、铅笔、记录白纸。

(2)方法:将笔与白纸交给患者,检查者要求"请将我说的话写下来"。

（3）反应时间：限时 30 秒。

（4）中止标准

中止 A：4 分及以下连续错误两题。

中止 B：名词全检。动词：分项目 27 中 6 分和 5 分在三题以下。

（5）检查词语：①写；②游泳；③敲；④跳舞；⑤睡。

（6）提示：一字词错（正确笔画不足 50%），两字词全错，需要提示，提示方法为评价者再说一遍；不完全反应：两字词一个字不正确，一字词书写正确笔画大于 50%。

（7）打分

6 分：10 秒内写出且词正确。

5 分：10~30 秒内写出且词正确。

4 分：30 秒内写出不完全反应。

3 分：提示后书写正确。

2 分：提示后不完全反应。

1 分：提示后低于 2 分的结果。

3. 分项目 29　句子

（1）方法：同分项目 27、28。

（2）工具：同分项目 27、28。

（3）中止标准

中止 A：4 分及以下连续错误两题。

中止 B：分项目 27 或 28 中 6 分和 5 分在三题以下。

（4）检查语句：①水开了；②男孩洗脸；③男孩在湖上划船；④一个男演员边弹边唱；⑤老人拄着拐杖独自过人行横道。

（5）提示：书写正确不足 50%（以整句看），方法为检查者再说一遍检查句子并由患者进行书写或修改。

（6）不完全反应：书写正确大于 50%（以整句看）。

（7）评分

6 分：15 秒内写出正确词语（非利手或患侧手可延长至 20 秒）。

5 分：15~30 秒写出正确词语（非利手或患侧手 20~40 秒）。

4 分：30 秒内写出不完全反应（非利手或患侧手可延长至 40 秒）。

3 分：提示后书写正确。

2 分：提示后不完全反应。

1 分：提示后低于 2 分的结果。

（九）项目九

计算

分项目 30　计算

（1）方法：给患者失语症检查成套工具中的计算题纸，由患者进行手写计算，每题 1 分，包括加、减、乘、除。

（2）中止标准

中止 A：加、减、乘、除，各项错误两题中止该项。

（3）工具：失语症成套检查中的计算部分，计算纸，笔。

（4）打分：最后按正确答出的题数计分。

【要点辨析】

1. **评分** 根据患者的反应选择属哪个阶段时，要严格按照操作指导选择相应的等级。

（1）采用6等级（6~1分）评价：6分和5分为正答，4~1分为误答。也可以采用两等级评价，正答和误答。两种评分比较见表1-3。

表1-3 评分与反应对照表

6等级：	6、5 （分）	4、3、2、1 （分）
2等级：	正答	误答

（2）6分评价中未达到4级时进行提示，提示后正确计3级。

（3）6分评价如下所述

6分（完全正答）：很流利答出。

5分（延迟正答）：慢，正确。

4分（不完全正答）：规定时间内答出，稍有错误。

3分（提示后正答）：没有得到像6、5、4那样的反应，提示后回答正确。

2分（提示后不完全正确）：给予提示仍不能正确回答，经提示部分正确反应。

1分（误答）：提示后仍没有达到2级水平。

（4）分项目10 词列举（水果名）和分项目24 计算以正答数计分。

（5）分项目11 漫画说明（说）和分项目26 漫画说明（写）与六级评价法不同，按照检查表所附说明进行。

2. **检查前以及检查过程中需要了解和掌握患者的以下情况**

（1）有无视力障碍：确认患者能否看清图和文字。

（2）有无视野障碍：有无偏盲，如有，要考虑卡片的摆放位置。

（3）有无听力障碍：如有影响检查结果的听力障碍，就要考虑对患者的说话方式，声音大小及室内的杂音情况。

（4）有无义齿，有无牙齿缺损：如果由于义齿不合适或由于缺损而引起音的变化，不减分。

（5）由于运动障碍性构音障碍引起的音的变化在失语症检查中不减分。

（6）方言：当患者发音错误和方言有关时不减分。

【注意事项】

1. **检查者的说话方式和态度** 尽量使患者在自然放松的状态下接受检查，检查者说话的方式不要零乱、死板，要充分考虑到患者病前的生活环境和文化背景，态度要亲切，以求得患者能放松安心接受检查。

2. **患者的疲劳情况** 在每次检查超过30分钟以上时，较重的患者常由于疲劳而不能表现出实际的水平，此时应停止检查，整个评价采取分数次进行。

3. **中止检查** 有时出现拒绝或者不配合检查的局面，此时应暂时中止，待患者能配合时再继续检查。

4. **检查时间** 自开始检查到结束是两周时间。

5. **检查顺序** 检查过程要按顺序开始,但项目五(计算)、项目一(听)、项目二(说)、项目三(阅读),这四大项目之间,先从哪一项开始均可。

6. **自我修正评价**

(1)在等待时间内,患者可能会各种各样的尝试,应注意患者在此期间的反应,可以记录患者的反应。

(2)当患者正确回答但缺乏自信心的情况算正答。

7. **等待时间** 在每项检查都有规定的等待时间,检查时最好应用秒表计时。

8. **检查成绩标记** 评价结束后,将每项检查的成绩标记在失语症检查成绩表下部的6分制表上,然后再将5分、6分的数标记在成绩表上部并连成曲线。第二次、第三次评价的标记同上(在评价中,一些分项目需要全检,但是标记在检查成绩表上时要按照中止A检查的成绩记录)。

【扩展与补充】

1. 在检查中发现的一些听理解障碍较轻的患者,或疑有潜在听理解障碍的患者可以进行简式 TOKEN TEST 检查。

2. 对伴有构音障碍的患者应进行构音障碍的评价。

3. 对伴有言语失用和口颜面失用的患者应进行相应的评价。

【实训小结】

1. 总结失语症标准检查中基本框架结果和检查顺序。

2. 检查一名失语症患者并记录检查结果。

(李胜利)

二、失语症的治疗

（一）Schuell 刺激训练法

【目的与要求】

1. **掌握** Schuell 刺激训练法的原理、程序设定及注意事项。
2. **熟悉** Schuell 刺激训练课题的选择。

【实训前准备】

1. 实训场所　语言治疗实验室、康复治疗部语言治疗室。要求：避免噪声、避免人员出入干扰、安排高度适当的桌子及座椅、考虑室内通风照明等条件。
2. 材料物品　录音机及录音带、发音口型矫正镜、节拍器、训练图片及实物、交流板、纸笔、棉签或压舌板等。
3. 训练教材　单词图片及字词卡片各 200 张、动作画卡片 50 张、情景画卡片 10 张、文字卡片、常用食物、各类报刊书籍等若干。
4. 参加人员分组及准备　参加人员主要为康复治疗学专业学生，3~5 人一组，实训前熟悉病例失语症评估结果、实训原理与方法、设计实训方案等。带教老师准备失语症病例 3~5 名，每组分配一名。
5. 仔细阅读教材中关于 Schuell 刺激治疗的要点、原则以及实施程序。

【仪器与设备】

录音机及录音带、节拍器、训练图片及实物、交流板、计算机辅助训练设备等。

【适应证】

各种类型及不同程度的失语症患者。

【实训操作程序】

1. 熟悉患者的病史、利手、文化程度、语言背景、失语症评估结果。
2. 根据患者失语症严重程度，初步制订言语治疗目标。
3. 根据失语症类型、语言模式及失语程度选择训练课题。
4. 选择刺激材料，确定刺激标准、方式与强度。

【操作要点】

1. **病史资料的收集**　查阅病历或询问患者及其家人，熟悉患者利手、文化程度、母语及第二语言、失语症评估结果等。

2. 语言训练的时机选择与不适合语言训练的情况

语言训练的时机选择：患者病情稳定，能够耐受集中训练至少30分钟以上；发病后3~6个月内为语言康复的最有利时机，应尽早积极介入语言康复训练；对病程大于6个月的慢性失语症患者，语言康复训练亦有一定疗效。

不适合语言训练的情况：患者全身状况不佳；重度痴呆、拒绝或无训练动机及要求；接受一段时间的系统语言训练，已达康复效果平台期。

3. 制定康复治疗目标 根据患者失语症严重程度（BDEA分级），评估预后及确定长期康复目标；将达到长期目标的过程分成若干阶段逐次设定具体细致的目标，即短期目标。

语言训练长期目标的设定：轻度：改善语言和心理障碍，适应职业需求，最终达到恢复职业的目标；中度：发挥残存语言能力及改善功能，适应社区内交流需求，最终达到日常生活自理的目标；轻度：尽可能发挥残存语言能力，减轻家庭介助，达到回归家庭的目标。

语言训练的短期目标的设定：根据失语症的不同类型、不同程度，选择各种语言形式的训练课题，设定可能达到的水平及预测所需的时间。以音韵、词汇、句法、会话、语言（听说）、文字（读写）作为逐步提高的训练阶段，语言能力训练一段时间（2~4周或以上）后，根据患者语言能力的改善情况逐步提高训练阶段。

4. 训练课题的选择 可根据失语症类型、语言模式及失语症程度选择训练课题。

根据失语症类型选择训练课题：例如：Broca失语以构音训练及文字表达为训练重点；Wernicke失语以听理解、会话、复述为训练重点；传导性失语以听写、复述为训练重点；命名性失语以口语命令、文字称呼为训练重点；经皮层感觉性失语以听理解（以Wernicke失语训练课题为基础）为训练重点；经皮层运动性失语以Broca失语训练课题为基础。

根据语言模式及失语症程度选择训练课题：轻度失语患者以直接改善其语言功能为目标，重度者以活化残存功能为目标。

（1）听理解障碍：重度听理解障碍以单词与画、文字匹配、或是非反应为训练课题；中度听理解障碍以听短文做是非反应、听是否判断、口头命令为训练课题；轻度听理解障碍则在中度基础上，文章更长、内容更复杂。

（2）读理解障碍：重度读理解障碍以画文字匹配（日常物品、简单动作）为训练课题；中度读理解障碍以情景画、动作、句子、文字配合，执行简单指令，读短文回答问题等为训练课题；轻度读理解障碍则以执行较长指令，读长篇文字后回答问题等为训练课题。

（3）口语表达障碍：重度口语表达障碍以复述音节、单词、系列语言、问候语，称呼（日常用词、动作命名、读单词音节）为训练课题；中度口语表达障碍以复述短文、读短文、称呼、动作描述（如动作画面、情景画、漫画说明）为训练课题；轻度口语表达障碍则进行事物描述、日常生活话题交谈等训练。

（4）书写障碍：重度书写障碍以姓名、单词（日常生活物品）听写为训练课题；中度书写障碍以单词、短文听写及书写说明等为训练课题；轻度书写障碍则进行长文章听写、描述性书写、日记等训练。

（5）其他：利用趣味活动进行计算、听写、绘画训练。

5. 训练课题的实施 以某Broca失语症患者为例，患者男性，36岁，右利手，硕士研究生学历，大学教师。左额叶肿瘤术后4周，神志清醒，言语理解可、言语表达以关键词表达为主，能与他人进行少量简单交流。右上肢肌力1级，右下肢肌力3级，坐位平衡3级，少量辅助下能行走。标准汉语失语症评估结果:听理解:名词、动词正确率均达70%,句子正确率30%,执行口头指令正确率0%;复述:名词正确率20%、动词正确率30%;说:名词正确率20%、动词正确率达10%、列名0%;出声读:名词正确率30%、动词正确率达40%;阅读:名词正确率80%、动词正确率达80%、句子正确率60%、执行文字指令30%;书写检查暂不能配合完成。训练课题及实施方案如下:

(1)听理解训练:利用图片及计算机辅助技术进行听动词/名词指图训练(4选1开始),如请指出"踢足球";听是否判断训练,如"老王驾驶公共汽车,老王的职业是司机,对吗?";句子水平听指图训练(4选1开始):如请指出"男孩过马路";听指令训练(简单指令开始),如"请摸一下鼻子。"患者不反应,可重复一遍,或手势提示。回答正确则及时予以正反馈加强。

(2)复述训练:结合患者日常生活、兴趣、文化背景复述日常用词、动作名称等,如复述"楼房、学校、体育馆、计算机、汽车、打篮球、踢足球、骑车"等。

(3)表达训练:利用图片或计算机辅助技术进行患者熟悉的物品、动作表达训练,如出示"教师、学生、讲台、课本、学习、改作业、打篮球"等图片让患者进行表达,必要时可予语音等提示。

(4)多途径语言刺激:如在听理解训练的同时,利用计算机辅助技术等同时予以文字等信息刺激,使患者通过阅读理解辅助完成听理解训练任务;或利用实物,通过触摸等对理解任务进行提示。在复述及表达训练时,可同时显示文字信息,通过视觉途径刺激引出反应等。

【要点辨析】

1. Schuell 刺激训练法与多途径的语言刺激　Schuell 刺激训练法是以对损害的语言符号系统应用强的、控制下的听觉刺激为基础,最大程度的促进失语症患者的语言功能重建与恢复。所用刺激方式通常采用听觉刺激为主要刺激模式,但包括听觉、视觉、触觉的多途径语言刺激可达到相互促进的效果。

2. 适当的语言刺激/控制下的语言刺激　指语言刺激在难度上使患者感到有一定难度但尚能完成为宜。通常可通过评估某一训练任务的正确率来进行判断,如正确率在60%~80%,可初步判断语言刺激任务难度适中。正确率低于50%提示难度可能过大,应降低难度;正确率大于90%提示难度可能过小,应增加难度。

3. 反馈问题　反馈包括正反馈和负反馈,在训练过程中多使用正反馈强化正确反应。尽量避免负反馈,当患者出现反应不正确时,尽量调整刺激方式、修正刺激或增加提示等诱发正反应。

【注意事项】

1. 遵循由易到难、循序渐进的原则,根据语言评价结果,选择恰当的训练材料和难度。
2. 通常采用听觉刺激为主的刺激模式。
3. 结合患者具体情况选择刺激强度。
4. 刺激材料应结合患者日常交流需求及兴趣。
5. 根据患者的障碍程度及运动控制情况选择提示时机与数量。
6. 治疗过程中对患者的反应及时进行记录与评定,连续三次正答率80%以上时方可进入下一训练任务。
7. 训练过程中尽量避免负反馈。

8. 使患者家属充分了解其障碍情况和训练内容,取得家属的配合,使得治疗内容可在日常生活中得到练习。

【扩展与补充】

针对功能障碍的失语症训练方法示范:

(一)听理解治疗技术

1. 名词听理解

(1)建立指认的动作,使患者理解听与指认的关系,治疗师呈现1张图片(如1张钥匙图),或者一个实物(钥匙),治疗师手指着图片或实物说"钥匙""指钥匙"或者"把钥匙递给我"并示意患者指出图片或物体或作出反应。

(2)当确信患者理解了指认动作要求,治疗师摆放2张图或2个实物(例如:钥匙和勺子),由治疗师说出其中一个物体名称,患者指出相应的图片或物体。

(3)当患者达到80%~90%正确,将干扰图逐渐增加到3~6个,干扰图由不同类事物,逐渐增加到同类事物。

(4)在反复训练时,目标图的位置要经常变换,避免患者记忆图片的空间位置,而不是事物的特征。

2. 动词听理解

(1)完成动作指令:患者听指令后,执行动作。如:向上看、向下看、站起来、坐下、闭上眼睛、睁开眼睛、转身、伸出舌、笑一笑、摘下眼镜、戴上眼镜等。

(2)动词听理解:呈现3~4张动作图片,听动词后,由患者指出动作图片。

(3)方位词听理解:桌子上摆放3~4个物品,治疗师说出方位指令,由患者听指令后执行。如:"把笔放在本上"。

(4)形容词听理解:呈现3~4张图片,患者听形容词指出相应的图片。如:高、胖。

(5)语句听理解:听描述功能语句后,患者指图或指实物。如:"哪个是可以喝的东西",指出图片或实物。

(6)回答问题:呈现一张图画,检查者提问,如:"女孩在走吗?""鲁迅是作家吗?",由患者回答。

3. 听语记忆广度扩展

(1)指出2~3个物体:呈现5~6张物体图片,治疗师连续说出2~3个物体的名称,由患者指出。如:尺子、椅子和窗户。

(2)指出2~3个动词:呈现5~6张动作图片,治疗师连续说出2~3个动作的名称,由患者指出。如:走、读、睡觉。

(3)指出不同形状和颜色的物体:呈现3~4张彩色图片,治疗师说出物体的形状和颜色,由患者指出相应的图片。如:"哪个是绿色的、圆圆的?"。

(4)指出句子中描述的图片:呈现3~5张物体图片,治疗师说一个描述图片的句子,由患者指出图片。如:"指出人们在海边散步的图片"。

(5)遵循两个动词指令:呈现3~5个物品,治疗师发出连续动作指令,由患者执行。如:"指一下书,拿起铅笔"。

(6)回答涉及听觉广度的问题:治疗师说出含有2~6个记忆组块的问题,由患者回答。如:"梨、桃、鸡全是水果吗?"。

（7）听短文,回答问题:检查者朗读一个短文或故事,提出相关问题,由患者回答。

（二）口语表达治疗技术

1. **单字的产生**　用数数的方法,诱导出单字的产生,如请患者跟着治疗师数 1~10,然后治疗师告诉患者"数字 1,就是衣服的衣",并呈现一张画有衣服的图片,再反复说"衣",以巩固效果。比较容易发的声母是 /b/、/m/ 等音,其次是唇齿音 /f/,舌面音 /j/、/q/、/x/,舌尖前音 /z/、/c/、/s/。比较难发的是舌根音 /g/、/k/、/h/,舌尖后音 /zh/、/ch/、/sh/、/r/,舌尖音 /d/、/t/、/n/、/l/。这些声母发音的难易程度,不同的患者有不同的变化,训练时应根据具体情况,先练习容易发的音,能发哪些音就练哪些音,切不可勉强。在声母和韵母发音的基础上,由发单音过渡到发音节,即声母与韵母结合起来发,如 /ji/(鸡)、/ya/(鸭),并呈现相应的图片,患者看到自己能说出有意义的字,可以增加训练的信心。

2. **词语的产生**　唱简单、熟悉的歌曲有助于诱导患者说出歌词。开始时治疗师与患者一起唱,逐渐把曲调减弱,让患者唱出歌词,最后说出歌词,必要时给患者提供歌词的文字。

3. **语句完成**　出示靶词(要求患者说出的词)的图片,由治疗师说出语句的前半部分,稍有停顿,患者说出后半部分。如果患者说出后半部分有困难,治疗师可说出后半部分的第一个字,患者说出最后一个字。简单句,如:我骑自行车_____(上班),用牙刷_____(刷牙);简单谚语、格言、成语,如:熟能生_____(巧),五湖四_____(海),近朱者赤,近墨者_____(黑);歌词,如:东方红_____(太阳升)。

4. **词选择**　治疗师呈现一张靶词的图片,说出两个词,如"这是茶杯还是钢笔?",患者说出图片中的物品名称。一般情况下,靶词应是选择词中的第一个词,以便于抑制患者的复述。但患者出现困难时,可将靶词置于尾部,以鼓励患者正确表达。这一方法可用于其他言语中,如靶词是"喝茶",治疗师问:"他在喝茶还是洗脸?"。

5. **图命名的范畴、功能及描述**　出示给患者一张物品的图片,给患者提示需要说出该物品名称的范畴、功能,并对该物品进行特征描述。如"茶杯",提示可以是"它是一种茶具"(范畴),"是喝水用的"(功能),"它有一个把,掉在地上会打碎"(特征描述)。并根据患者对刺激的反应,提供与靶词有关的字、语音信息,逐步过渡到由患者说出名词。

6. **手势暗示与动作配合**　当要求患者说出动词时,如"喝水、睡觉、洗脸"等,患者出现困难,治疗师在给予其他提示的同时,可做相应的动作。

7. **范畴内找词**　范畴内找词是指在规定的时间内,尽可能多地说出某一范畴的名称。如国家、蔬菜、交通工具、家具、家用电器等名称。

8. **词语联系与组词**　治疗师说出一刺激词,如"火",患者说出与这一词相关的词,如热、火焰、红色、暖和。组词要求患者用一个字组词。如"火",可以组成火炉、火柴、火锅、焰火、炮火、火车、发火等。

9. **动词语义理解**　呈现一张动作图画,向患者解释动词的意义,并要求患者作出该动作。治疗师做动作,患者根据动作信息从 3~5 个词中选 1 个正确的词,这 5 个词分别为靶词、与靶词语义相近动词、与靶词语义无关动词、与靶词动作相反动词、与靶词字形或字音相近字词。

10. **动词产生**　治疗师作出一个动作,患者说出动词。如果存在相反动作,则作出 2 个动作,并作出解释,如:"抱""背","推""拉"等。给患者呈现 1 个动词,让他尽可能地多想与动词相关的名词,组成谓语 - 宾语结构。如"浇",可以组成"浇花""浇菜""浇树"等。给患者 2 个名词(主语、宾语),让他想出 1 个动词组成 1 个句子。如"修理工 - 汽车"。尽量多地说出与 1 个名词有关的动词,如"花",可以组成"浇花""买花""卖花""种花""栽花"。给患者描述一个场景,患者说出动词,如"花枯萎了,你会干什么?",可以让患者先作出动作,再说出动词。

11. 语句生成 主动句生成示例:呈现 1 张图片,并呈现 3 张词卡分别代表主语、谓语、宾语;患者将词卡排列成语句,大声朗读,随后移开词卡;患者根据记忆复述语句,回忆正确的句法结构;然后,给患者呈现一动作图片,要求说出主语 - 谓语 - 宾语句型;必要时可用问话诱发反应,如"他在干什么?"。被动句生成示例:呈现一张图片,将被动句的几个成分分别写在卡片上,如"猫""被""狗""追";随机排列后由患者排出正确语序;然后在无字卡的帮助下,患者看图说出被动句。

(三)阅读理解治疗技术

1. 字词阅读理解

(1)字词与图或实物匹配:呈现 1 个字词,1 幅靶图和 1~5 幅干扰图,由患者读字词后,找出相应的图。

(2)读短语填空:呈现未完成的短语,如:猫抓_____(海洋、老鼠、狗),由患者从备选词汇中选出恰当的词。

2. 同义词、反义词阅读理解

(1)同义词选择:呈现未完成的短语,如:美丽的同义词是_____(漂亮、强大),由患者从备选词汇中选出恰当的词。

(2)反义词选择:呈现未完成的短语,如:高的反义词是_____(胖、长、矮),由患者从备选词汇中选出恰当的词。

3. 动词、方位词、形容词的阅读理解 与听理解治疗技术的内容和步骤相同,但以文字为刺激方式。

4. 句子的阅读理解

(1)句与图匹配:呈现 1 个句子和 3~6 张图片,患者阅读句子后,找出相应的图片。如:门开着。

(2)简单句填空:呈现未完成的 1 个句子,如:中国的一个省是_____(黑龙江、朝鲜、六月),由患者从备选词中选出恰当的词。

(3)复杂句填空:呈现未完成的 1 个句子,如:_____被男孩开走了(旅行、自动、汽车、发动机),由患者从备选词汇中选出恰当的词。

(4)读句子选择动词:呈现未完成的 1 个句子,如:他去树林里_____蘑菇(挖、采、浇),由患者从备选词汇中选出恰当的词。

(5)执行文字指令:与听理解治疗内容和步骤相同,但以文字为刺激方式。

(6)读短或长句回答是否问题:呈现 1 个文字句子,如:"10 比 4 少吗?",由患者作出回答。

(7)短篇或长篇文章,回答多选题:呈现 1 短篇或长篇文章和 3~5 个多选题,由患者阅读后,回答多选题。

(四)言语失用治疗技术

1. 发声训练 治疗师对着镜子发 /ɑ/ 音,患者注视治疗师的发音动作并注意听,然后把镜子放在患者面前,患者模仿。治疗师把患者的手放在治疗师的甲状软骨上,治疗师发音让患者感觉声带的振动,然后再把患者的手放在他自己的喉部,模仿发声。训练反射性发声,如咳嗽、清嗓子、呻吟、咕哝、大笑、叹气或哼调子,促进随意发 /ɑ/ 音。当患者能自发地发 /ɑ/ 后,练习不同的音高、音量和持续时间,如:练习发 /i/、/u/、/o/、/ei/ 等音。

2. 唇舌运动训练 患者照着镜子模仿治疗师的唇舌运动。辅助患者张嘴、闭唇。应用压舌板、模仿、照镜子,教患者舌的伸出、缩回、舔上下齿、顶硬腭运动。

3. **声韵母连续发音** 先掌握单个韵母或声母发音,标准是作出 20 次发音尝试。选择易于看到发音动作位置的语音,如:/m/ 可用它作为治疗的开始。治疗师发 /m/,患者闭双唇,或治疗师用无名指和中指夹住患者双唇,食指碰触一侧鼻孔。唇闭合后,要求患者发"嗡嗡"声,患者可触摸治疗师的喉部。鼓励患者哼熟悉的曲调。治疗师指导患者从发 /m/ 音再张口,或从 /m/ 音到元音,这个元音是已保留的语音。将掌握的辅音与元音 /ɑ/ 一起发,可应用有意义的刺激,如:/m/ 与 /ɑ/ 连续发,说出"妈""马";/w/ 与 /u/ 一起发,说出"屋""舞""雾";/w/ 与 /ɑ/ 一起发,说出"袜""瓦"等。一旦患者获得了基本"词汇"的牢固的发音位置,就可尝试说困难词的单音,然后把这些分离的语音合成音节或词。

【实训小结】

各实训小组分别总结实训内容,提出实训过程中所遇到的问题,由带教老师适时解答。课后提交实训报告,并作为平时成绩参考。

（二）促进使用交流能力训练法

【目的与要求】

1. **掌握** 促进实用交流能力的训练原则,交流效果促进法的适应证及治疗原则。
2. **熟悉** 交流效果促进法的训练方法与具体代偿手段;交流策略训练法的主要内容。

【实训前准备】

1. **实训场所** 语言治疗实验室;康复治疗部语言治疗室。要求:避免噪声、限制人员出入、安排高度适当的桌子及座椅、考虑室内通风照明等条件。
2. **材料物品** 实物、图片、照片、报纸、简单交流板 / 交流册、计算机辅助交流代偿仪器等。
3. **训练教材** 单词图片及字词卡片各 200 张,动作画卡片 50 张,情景画卡片 10 张,文字卡片、常用食物、各类报刊书籍等若干。
4. **参加人员分组及准备** 参加人员主要为康复治疗学专业学生,3~5 人一组,实训前熟悉病例语言障碍的评估结果、实训原理与方法、设计实训方案等。带教老师准备中重度语言障碍病例 3~5 名,每组分配一名。

【仪器与设备】

实物、图片、照片、报纸、简单交流板 / 交流册、计算机辅助交流代偿仪器等。

【适应证】

各种类型及不同程度的语言障碍患者。

【实训操作程序】

1. 熟悉患者的病史、利手、文化程度、语言背景、失语症评估结果及实用性语言交流能力检查评定结果。

2. 根据患者语言功能障碍的严重程度,初步制订言语治疗目标。

3. 根据患者残存语言功能制订训练方案。

4. 选择课题的难度,及制订具体实施计划。

【操作要点】

(一) 交流效果促进法

1. 交流效果促进法的具体方法

(1) 将一叠图片正面朝下扣置于桌面,患者和治疗师交替摸取,并不让对方看到自己手中图片的内容。

(2) 患者及治疗师交替运用各种表达方式,包括各种代偿手段,将图片信息传递给对方。

(3) 接受信息方通过重复确认、猜测、反复质问等方式进行反馈。

2. 各种代偿手段的训练方法

(1) 手势语的训练:结合日常生活相关内容,治疗师可结合图片、文字、口语等示范手势语,患者模仿,如点头、摇头、喝水、睡觉等常用手势动作;患者进行手势语与图文的对应练习,如患者视图文卡片进行手势语言表达,或患者视治疗师手势语表达或指对应图文动作的训练。

(2) 画图练习:患者通过画图进行提问或问答治疗师的提问,鼓励患者用其他手段传递信息,如图画 + 手势、图画 + 口语、图画 + 文字等。

(3) 交流板 / 交流手册的训练:设计制作包括日常生活用品和动作的图画、照片等,如洗头、洗澡、洗脸、穿衣、跑步、打球、吃饭、睡觉、面包、米饭、面条、苹果、香蕉等图案及文字。患者通过使用简易交流板 / 交流手册传递信息。

(4) 计算机辅助训练:运用接触说话器、环境控制系统等进行信息传递。

3. 小组训练方法

(1) 3~5 名语言障碍程度相当的患者组成一组,并配置 1~2 名治疗师。

(2) 选择日常生活内容为训练课题,如问候与自我介绍、日常生活相关的图片(家务劳动、超市购物、娱乐活动等)。

(3) 治疗师组织主题讨论:如"我的购物计划""我的午餐"等。

(4) 患者进行角色扮演:设计场景,如超市购物场景,患者与治疗师分别扮演"顾客 1""顾客 2""导购员""收银员"等角色。进行信息传递及语言训练。同时,在场景设计过程中,可以安排语言游戏等任务,如"导购员"列举水果的名称"苹果、香蕉、西瓜、草莓、火龙果、荔枝、龙眼…""顾客"进行选择。

(二) 交流策略训练法

1. 理解接收策略训练方法

(1) 交谈时,运用反问的方法,要求对方重复。

(2) 重复对方的话,以求确认对方的意思。

(3) 对对方的说话方式提出要求,如"请慢点说"。

(4) 把握谈话的主题,捕捉关键词进行理解。

(5) 及时要求对方解释话语中不能理解的词。

(6) 要求对方用不同的语言形式进行表达,如手势语辅助表达。

(7) 加强学习,丰富话题背景知识。

2. 表达传递策略训练方法

（1）交谈时，尽量说的同时，辅以手势语、文字、图画等代偿手段。

（2）找词困难时，可指身边物品表达；表达人物时，可指照片表达等。

（3）交谈时，尽快说出脑海中出现的词句，给对方提供推测目标语言的线索。

（4）通过深呼吸等放松，克服急躁心理，给自己争取表达的时间。

（5）自我纠错，通过听觉反馈或对方的反问，发现表达错误时及时纠正。

（6）用短语或关键词表达。

（7）减慢表达语速，或进行断句表达。

（8）重复表达，或系列语言表达诱发目标语言。

（9）表达同时，辅以手势、表情等其他代偿手段。

【要点辨析】

1. 训练任务的选择　根据实用交流能力训练法的原则，即重视常用的原则、重视传递性的原则、重视交流策略的原则、重视交流的原则，选择接近现实生活的训练材料，采用日常交流活动内容为训练任务，通过言语及代偿手段，尽量调动患者的残存语言能力，以有效地与他人建立有效的联系，尤其是促进日常生活中必要的交流能力。

2. 交流效果促进法的原则（表2-1）**与具体要求**

表 2-1　交流效果促进法的原则

原则	具体要求
交换新的未知信息	利用随即抽取信息卡的方式，表达者尝试信息卡上将对方不知的信息传递给对方
自由选择交往手段	表达者可选择口语、书面语、手势、会话等手段
平等分担会话责任	表达者与接受者在训练过程中交替承担会话任务，机会均等
根据信息传递的成功度进行反馈	患者作为表达者，治疗师作为接受者时，应给予患者适当的反馈，促进患者表达方法的修正与发展

【注意事项】

1. 选择应适应患者的语言水平，对重度患者应限制图片的数量。表达者传递对方不知的信息。

2. 自由选择沟通手段，不限于口语，可用书面语、手势、绘画等手段。需要示范代偿方法者，可同时进行手语、绘图等代偿手段的训练。

3. 表达与接收者在交流时处于同等地位，会话任务应交替进行。

4. 患者作为表达者、治疗者作为接受者时，要给予适当的反馈，促进患者表达方法的修正和改进。

5. 采用日常交流活动内容为训练课题，选用接近现实生活的训练材料如实物、照片新闻报道等。设定更接近于实际生活的语境变化，以引出患者的自发交流反应。

6. 对于对训练方法不理解，甚至反感抗拒时，不应强制实施。

7. 通过训练,患者语言水平超过此法应用水平,口语表达能力明显改善时,应停止PACE训练。

8. 小组训练时,应考虑小组成员的交流障碍程度及年龄层次,创造交流环境,激发交流意图及交流动机。

9. 训练过程中,容忍患者的情绪波动;尽量减少交谈时的外来噪声;尽可能使用短的语句面对面交流;尽量谈患者眼前关心的具体事情,避免话题突变;表达时加上丰富的表情,并辅以手势或借助文字等;当患者不能理解时,不要大声重复或大声反复叫喊,最好换一种说法;尽量避免负反馈。

【扩展与补充】

辅助交流技术示范

1. 手势交流

(1)理解手势:将3~4张动作图片放在桌子上,如:喝水、吃饭、睡觉。治疗师做一个动作,患者指出这个动作的图片。治疗师可以重复几次该动作,直到患者能够正确地辨认所有的动作。

(2)模仿手势:治疗师说动作的名称,同时做动作,患者模仿。

(3)同时做动作:治疗师说动作的名称,患者与治疗师同时做动作。

(4)听指令执行动作:患者听指令后,做动作。

(5)看文字执行动作:患者看字后,做动作。

(6)用动作回答问题:治疗师提问题,如:"你想喝水怎么办?",患者做动作。

2. 绘画交流

(1)辅助画图:呈现一张图,治疗师握住患者的手,照着画图。治疗师指导患者画一些与日常生活有关的用品、食物,如:电话、刮脸刀、雨伞、香烟、手杖、车辆、鞋、梳子、眼镜、毛巾、葡萄、苹果、桃、梨、牛、鸡、香蕉、鱼等。

(2)数人画相同的图:几位患者围坐在一起,画一个同样的物品,如苹果、茶杯、房子。也可以临摹相同的简单图画,然后看谁的画可以传递信息。

(3)数人画不同的图:每位患者拿到一张不同的图画,如茶杯、剪刀、椅子。每人尽量画好自己的画,画好后,由其他人来辨认他画的是什么。

(4)看字画图:每位患者拿到一张不同的字卡,患者画出图。如果患者不认识这个字,治疗师可朗读给他,或告诉他相应的图画或物品。

(5)画图交流:治疗师问患者问题,患者画画作为反应。如:"你早晨吃什么了?""你是坐出租车来的,还是坐公共汽车来的?"。

3. 交流板的设计 简单的交流板包括日常生活用品与动作的图画,可以由一些照片或从刊物上剪裁的图画组成。这些照片或图画应能使患者指出他要做什么,如喝水、上厕所、看电视等;他要去的地方,如商店、朋友家。另外也应包括标志一些概念的图画,如上、下、大、小、热、冷、白天、黑夜、有病、饥饿。根据患者的需要与不同的交际环境,设计交流板。

4. 交流板的训练

(1)听理解训练:呈现2~3张图,让患者听问题,如"哪一个是床?你睡觉时用的。",患者指出相应的图。

(2)指图训练:要求患者应用交流板作为表达方式,如治疗师问,"如果你累了,你会指哪个图画?"。

5. **交流册的训练** 当患者可以应用简单的交流板后,将交流板扩大为交流册,即将照片或图片按照类别分开,每页为相同一类的图片。如:第一页为家人或护理人员照片 3~4 张,第二页为动作图片,第三页为物品图片,第四页为食物图片,以此类推。根据患者的能力逐步扩大交流内容。

【实训小结】

各实训小组分别总结实训内容,提出实训过程中所遇到的问题,由带教老师适时解答。课后提交实训报告,并作为平时成绩参考。

(陈　艳)

三、运动性构音障碍的评价

【目的与要求】

掌握 运动性构音障碍评价方法的实际操作

【实训前准备】

1. 仔细阅读《语言治疗学》(第 3 版)第二节"运动型构音障碍的评定"相关内容。

2. 准备好评价工具(构音障碍检查 50 张图片、评价表、鼻息镜、打诊槌、手电筒、消毒纱布、长棉棒、指套、秒表、压舌板等)。

3. 10~15 平米的检查用房间,房间安静,一张语言治疗台和两把椅子。

【适应证】

成人和 3 岁半以上运动性构音障碍。

【实训操作程序】

1. 构音器官检查

(1)目的:通过构音器官的形态和粗大运动检查来确定构音器官是否存在器官异常和运动障碍。常常需要结合医学、实验室检查、言语评价才能作出诊断。另外,病史、交往史、听觉和整个运动功能的检查促进诊断的成立。

(2)范围:包括肺、喉、面部、口部肌肉、硬腭、腭咽机制、下颌、反射。

(3)方法:在观察安静状态下构音器官的同时,通过指示和模仿,使其做粗大运动并对以下方面作出评价表(表 3-1):

表 3-1 构音器官检查操作和观察要点

用具	检查者指令	方法及观察要点
		Ⅰ 呼吸(肺)
无	1. 患者坐正双眼平视	衣服穿的不要过厚,这样较易观察呼吸的类型。观察是胸式、腹式、胸腹式。如出现笨拙、费力、肩上抬,应做描述
无	2. 请你平静呼吸	检查者坐在患者后面,双手放在胸和上腹两侧感觉呼吸次数。正常人 16~20 次 / 分
无	(1)请你深吸气后,以最慢的速度呼气	检查者用放在胸腹的手,感觉患者是否可慢呼气及最长呼气时间,注意同时看表记录时间,呼气时发[f]或者[s],
无	(2)请用最快的速度吸一口气	仍用双手放在胸腹部感觉是否可以快吸气

用具	检查者指令	方法及观察要点
	II 喉功能	
无	1 & 2. 深吸一口气然后发"啊"尽量平稳发出,尽量长	1. 不要暗示出专门的音调音量,按评价表上的项目评价,同时记录时间,注意软腭上提、中线位置 2. 观察结果 a. 正常或嘶哑,气息声、无力声、急促、费力声、粗糙声及震颤 b. 正常或异常音调,低调 c. 正常或异常音量 d. 吸气时发声
无	3. 请合上我唱的每一个音	随着不同强度变化发出高音和低音,评价患者是否可以合上,按表上所列项目标记
	III 面部	
无	4. 请看着我	这里指的是整个脸的外观,脸的绝对对称很可能不存在,不同的神经肌肉损伤,可具有不同的面部特征 a. 正常或不对称 b. 单侧或双侧麻痹 c. 单侧或双侧痉挛 d. 单侧或双侧眼睑下垂 e. 单侧或双侧口角下垂 f. 流涎 g. 扭曲,抽搐,鬼脸 h. 面具脸 i. 口式呼吸
	IV 口部肌肉检查	
无	1. 看着我,像我这样做(同时示范缩拢嘴唇的动作)	观察口唇 a. 正常或范围缩小 b. 正常或不对称
无	2. 闭紧嘴唇,像我这样(示范)准备—开始	评价唇 正常或接触力量降低(上下唇之间)
无	3. 像我这样呲牙(示范)	观察口唇 a. 正常范围或范围减小 b. 口角对称或偏移
带绒绳的纽扣	4. 请张开口,把这个纽扣含在唇后,闭紧嘴唇看我是不是很容易的把它拉出来	把指套套在纽扣上,然后把它放在患者的唇后和门牙之前,患者用双唇含紧纽扣后,拉紧线绳,逐渐增加力量,直到纽扣被拉出双唇或双唇表现出满意的抗阻能力 观察: a. 正常唇力 b. 减弱

用具	检查者指令	方法及观察要点
		V 硬腭
指套和手电筒	请将头后仰,张口	把指套戴在一只手的示指上,用另一只手打开手电筒照在硬腭上,对硬腭的前后以及两侧进行观察,再用示指沿中线轻触硬腭,先由前到后,再由左到右观察: a. 正常腭弓或高窄腭弓 b. 异常生长物 c. 皱褶是否正常 d. 黏膜下腭裂
		Ⅵ 腭咽机制
手电筒	张开口	照在软腭上,在静态下评价软腭的外观及对称性观察: a. 正常软腭高度或异常的软腭下垂 b. 分叉悬雍垂 c. 正常大小,扁桃体肥大或无腭扁桃体 d. 节律性波动或痉挛
手电筒和小镜子或鼻息镜	再张开你的嘴,尽量平稳和尽量长的发"啊"(示范),准备,开始	照在软腭上,评价肌肉的活动,并把镜子或鼻息镜放在鼻孔下观察: a. 正常中线无偏移,单侧偏移 b. 正常或运动受限 c. 鼻漏气 d. 高鼻腔共鸣 e. 低鼻腔共鸣,鼻喷气声
镜子或鼻息镜	鼓起腮,当我压迫时不让气体从口或鼻子漏出	把拇指放在一侧面颊上,把中指放在另一侧面颊,然后两侧同时轻轻的施压力,把鼻息镜放在鼻孔下观察: a. 鼻漏气或口漏气
气球和小镜子	努力去吹这个气球	当患者企图吹气球时,把镜子放在鼻孔下观察: a. 鼻或口漏气
		Ⅶ 舌
无	请伸出你的舌头	观察舌外伸活动: a. 正常外伸或偏移 b. 正常或外伸缩短,如有舌肌萎缩,肿物或其他异常要记录
无	伸出舌,尽量快地从一侧向另一侧摆动(示范),开始	观察舌的速度,运动状态和范围: a. 正常或速度减慢 b. 正常或范围受限 c. 灵活,笨拙,扭曲或张力障碍性运动
无	"伸出舌,舔嘴唇外侧及上下唇"(示范)	观察舌的运动: a. 活动充分 b. 困难 c. 受限

用具	检查者指令	方法及观察要点
		Ⅷ 下颌（咀嚼肌）
无	面对着我,慢慢地尽量大的张开嘴,然后像这样慢慢地闭上(示范)准备好,开始	把一只手的示指、中指和环指放在颞颌关节区(TMJ),评价下颌的运动是否沿中线运动或出现异常的下颌运动,观察指征: a. 正常或异常的下颌下拉 b. 正常或偏移的下颌上抬以及不自由的张力障碍性运动(TMJ)弹响或异常突起
		Ⅸ 反射
细棉絮	嘱患者睁眼,眼球向检查侧的内上方注视	用细棉絮从视野外侧轻触一侧角膜,会引起眼睑急速闭合,检查侧眼睑闭合为直接角膜反射,同时引起的对侧眼睑闭合为间接反射 a. 检查侧消失,标记直接反射(−) b. 检查对侧消失,标记间接反射(−) 举例: a. 一侧三叉神经病变 反射类型: 　　　　直接反射(−) 　　　　间接反射(−) b. 一侧面神经麻痹(面瘫) 反射类型: 　　　　直接反射(−) 　　　　间接反射(+)
叩诊槌	下颌放松,面向前方	将左手拇指轻放于下颌中部,右手持叩诊槌轻叩拇指,观察下颌反射的有无及强弱程度: a. 轻度咬肌收缩或明显收缩为阳性或亢进 b. 无咬肌收缩为阴性
叩诊槌	双眼睁开向前看	用叩诊槌轻叩眼眶,观察眼轮匝肌反射(瞬目反射): a. 两眼轻闭或紧闭为阳性; b. 无闭眼为阴性 如果左右有差异要记录
长棉棒	仰起头,大张开口	用长棉棒轻触咽弓周围,观察呕吐反射: a. 有呕吐反应为阳性 b. 无呕吐反应为阴性
纱布块	伸出舌	用纱布握住舌体突然向前拉舌观察反射性缩舌动作: a. 舌突然后缩为阳性 b. 无舌的后缩为阴性
叩诊槌	口部放松	轻叩唇周,观察口轮匝肌的收缩: a. 向同侧收缩为阳性, b. 不收缩为阴性 需注明左(L),右(R)

2. 构音检查 构音检查是以普通话语音为标准音结合构音类似运动对患者的各个言语水平及其异常的运动障碍进行系统评价。

（1）房间及设施要求：房间内应安静，没有玩具和可能分散患者注意力的物品。光线充足、通风良好、两把无扶手椅和一张训练台。椅子的高度以检查者与患者处于同一水平为准。检查时，检查者与患者可以隔着训练台相对而坐，也可让患者坐在训练台的正面，检查者坐在侧面，为避免患者注意力分散，除非是儿童，患者的亲属或护理人员不要在室内陪伴。

（2）检查用具：单词检查用图卡 50 张、记录表、压舌板、卫生纸、消毒纱布、吸管、录音笔。

（3）检查范围及方法

1）会话：治疗师可以通过询问患者的姓名、年龄、职业等。观察是否可以说，音量、音调变化是否清晰，气息音、粗糙声、鼻音化、震颤等。一般 5 分钟即可，需录音。

2）单词检查：采用构音障碍检查 50 个单词图片，将图片按记录表中词的顺序排好或在背面注上单词的号码，检查时可以节省时间。

记录表中的所有单词和文章等检查项目均用汉语的国际音标标注，记录时也应采用汉语的国际音标，除应用国际音标记录以外，无法记录的要尽量进行描述。检查时首先向患者出示图片，由患者根据图片的意思命名，不能自述或不是靶音的采取复述引出。50 个词检查结束后，将查出的各种异常发音标记在下一记录页上，记录页是一组音节记录表，每一音节下面的第一行数字表示处于前页第一音节的单词号码，第二行（在虚线之下）为处于第二音节的单词号，依此类推，记录方法见教材表 5-4。

3）音节复述检查：目的是在患者复述时，在观察发音点的同时并注意患者的异常构音运动，发现患者的构音特点及规律，方法为治疗师说一个音节，患者复述，标记方法同单词检查，同时把患者异常的构音运动记入构音操作栏，确定发生机制，以利制订训练计划。

4）文章水平检查：通过在限定连续的言语活动中，观察患者的音调、音量、韵律、呼吸运用，选用的是一首儿歌，患者有阅读能力自己朗读，不能读，由复述引出，记录方法同前。

5）构音类型运动检查：依据普通话的特点，选用代表性的 15 个音的构音类似运动，如[f](f),[p](b),[p'](p),[m](m),[s](s),[t](d),[t'](t),[n](n),[l](L),[k](g),[k'](k),[x](h)等。

方法是检查者示范，患者模仿，观察者是否可以做出，在结果栏的能与不能项标出。

6）结果分析：将前面单词、音节、文章、构音运动检查发现的异常分别进行记录在此表上并加以分析，确定错误类型，共 10 个栏目，下面分别说明：

①错音：是指发什么音时出现错误，如在发[p]、[p']、[k]音时出现错误。

②错音条件：是指在什么条件下（音位，音节的结合方式）发成错音，如词头的位置以外或和某些音结合时出现错误。

③错误方式：所发成的异常音或错误音，使用汉语的国际音标方式进行标注。

④一贯性：包括发声方法和错法，指的是错误发生的稳定程度，一惯性指的是错误稳定，非一惯性指的是错误不稳定。

⑤发声方法：发音错误为一贯性的以"+"表示，非一贯性也就是有时正确以"−"表示。

⑥错法：错误方式与错音是一致的，以"+"表示，各种各样以"−"表示。

举例：[ts]、[ts']发成[t']、[t]，如发声方式标记"+"，说明[ts]和[ts']发音错误是一贯性的，错法标记"−"说明患者将[ts]、[ts']有时发错成为[t]、[t']，但有时也会发成其他的音。

⑦被刺激性：检查中对于错误的发音以音节或音素形式进行提示（刺激），能纠正患者构音

错误的为有被刺激性,以"+"表示,反之为无被刺激性,以"−"表示。

⑧构音类似运动:可以完成以"+"表示,不能完成为"−"。

举例:2(−),2-1(+)。说明项目2的总体运动虽不能完成,但项目中的分项2-1的运动可以完成。

⑨错误类型:根据目前所了解的构音异常,共总结出26种类型集中在方框内,经前面检查分析,依异常特点从中选一项或几项相符类型填入结果分析表的错误类型栏内。

举例:

[k]发成[t],[k']发成[t'],为齿龈化,置换

[s]发成[k]为软腭化,置换

7)总结:把患者的构音障碍特点归纳分析,结合构音运动和训练计划观点进行总结。参照《语言治疗学》第3版表6-6。

总结举例:

例1:[t]、[t']、[k]、[k']音在词头时发音正常,在词头以外时表现为省略和歪曲音。[p]、[p']、[f]音在词头时发音尚可分辨,在词头以外表现为省略音,共同问题为发音时词头与词中存在差别。

例2:[ts]、[ts']、[s]发成[k]、[k']、[x],判定为软腭化、置换音,构音类似运动检查发现患者存在明显的舌前伸和上举障碍。

【操作要点】

构音器官检查操作要注意以下要点:

1. **部位** 哪个部位存在运动障碍。
2. **形态** 确认各器官的形态是否异常。
3. **程度** 判定异常程度。
4. **性质** 判定是中枢性、周围性或失调性。
5. **运动速度** 是否速度低下或节律变化。
6. **运动范围** 确认运动范围是否受限,协调运动控制是否低下。
7. **运动的力** 确认肌力是否低下。
8. **运动的精确性、圆滑性** 可通过协调运动和连续运动。

【要点辨析】

在评价患者的发音错误时,要注意构音障碍的发音往往比较固定,当同一个单词或者发音呈现多变时,要注意与言语失用进行鉴别。构音障碍存在不同程度的舌、唇、腭的运动障碍,言语失用不存在以上结构的运动障碍。

【注意事项】

在Ⅱ喉功能检查中的发声评价时,没有发现异常的为0,稍有发现或若有若无无法确定的为1,确切发现的为2,明显感觉到的为3。G为总体印象,R为粗糙声,B为气息声,A为无力声,S为粗糙声要分别标出,在针对一个患者而言,其中无力声和费力声应有一项为0,在R、B、A、S之中最重的级别即是G的级别。

【扩展与补充】

1. **语音清晰度测试** 构音障碍患者可以进行语音清晰度测试,可以在进行构音器官和构音检查后需要了解语音清晰度以及治疗后评价训练的效果。

(1)测试用具:是两套语音清晰度测试图片,每组25张图。

第一组:白菜 菠萝 拍球 飞机 毛巾 头发 太阳 电话 脸盆 萝卜 牛奶 公鸡 火车 黄瓜 气球 西瓜 浇花 树叶 唱歌 照相机 手绢 自行车 扫地 碗月亮

第二组:苹果 拍球 冰糕 沙发 门 太阳 弹琴 电视 女孩 绿色 脸盆 蝴蝶喝水 看书 汽车 熊猫 浇花 茶杯 唱歌 照相机 手绢 擦桌子 扫地 牙刷 碗

(2)测试人员:为使测试结果更近实际,本测试采用三级人员测试方法,即依测试人员与被测试者接触密切程度分为三个级别,一级1名,二级1名,三级2名。一级测试人员为直接接触:一般选择测试对象的父母、兄弟或者聋儿语训教师,语言治疗师;二级测试人员为间接接触:一般选择测试对象的亲属或者本地残疾人工作干部;三级测试人员为无接触人员。要求测试人员的听力正常。

(3)测试流程:测试时受试者面对主试者,主试者从两组图片中任意取一组图片,依次出示(25张图片),让被测试者看图片说出名称,如果患儿不能正确说出图片代表的词语,主试者可以贴近被测试者的耳朵小声提示说出该词语,注意不要让其他测试人员听到。

(4)测试结果:由以上4名测试人员听被测试者说的词或者被测试者的录音记录。然后与主试者对照正确答案,最后将4名测试人员纪录的正确数相加,得出平均数即是被测试者的语音清晰度。

2. **MODEL 4500 语音工作站多维语音分析系统**(Multi-Dimentional Voice Program,MDVP)

观察痉挛型构音障碍患者普通话持续稳态元音的声学参数特征,痉挛型构音障碍患者发持续稳态元音时,频率变化、振幅变化,噪声成分大于正常人,对我国痉挛型构音障碍患者进行声学检测,使用汉语普通话[α]音是较为合适的检测声样。

3. **鼻流量检测仪**(NV) 可对患者鼻音过高及鼻漏气进行实时测量;用于对鼻腔功能失常患者的鼻流量测试、定量分析;NV能对通过鼻腔的言语信息进行全面的评估,是一项无损伤和简单实用的检测方法。应用NV进行鼻腔共鸣评估主要是鼻流量的检测。鼻流量(Nasalance)是鼻腔声压级(n)占输出声压级(口腔声压级(o)和鼻腔声压级(n)之和)的百分比,可用下列公式表示:[n/(n+o)]×100%。异常的鼻腔共鸣功能包括鼻音过高(hypernasality)和鼻音过低(hyponasality)。

【实训小结】

1. 在评价的过程中,学生要对构音障碍评价所用的时间,构音器官检查的顺序,操作的准确性进行小结。

2. 构音异常的正确分辨和记录。

3. 构音器官和构音评价结束后的总结,能否正确掌握"构音操作""被刺激性",构音障碍的诊断,分型和依据。

(李胜利)

四、运动性构音障碍的治疗

本书中运动性构音障碍的治疗指的是以运动生理途径为主的康复训练。

【目的与要求】

1. **熟悉** 正常发声与构音的生理机制。
2. **熟悉** 构音障碍训练的基础过程。
3. **熟悉** 基础训练方法。
4. **了解** 有针对性训练的内容。
5. **了解** 汉语普通话的构音基本特点以及汉语拼音的国际音标方案。

【实训前准备】

1. 参考《语言治疗学》(第 3 版)"构音障碍"章节中第二节"运动性构音障碍的评定与治疗"的相关内容。
2. 参考《生理学》教材中有关呼吸生理的内容。
3. 材料物品准备:手套、压舌板、节拍器或秒表、消毒纱布、冰棉棒、镜子、吸管、蜡烛、气球、哨子、小夹子、卫生纸。
4. 参加人员准备:两人为一组。
5. 场所准备:实训教室内。

【仪器与设备】

1. **录音笔** 录制训练用声音材料作为训练时患者的自我参照。
2. **电脑语音工作站** 可以对声音进行同步采样并以曲线形式在电脑屏幕上进行显示,有利于患者在训练中进行反馈,主要用于音时持续时间的训练,音量的训练以及音调的练习。

【适应证】

1. 适用于由于肌肉麻痹、张力异常以及协调障碍为主要表现的运动性构音障碍。
2. 作为嗓音障碍的早期基础练习。
3. 作为对神经障碍性吞咽障碍的间接训练。

【实训操作程序】

如图 4-1 所示。

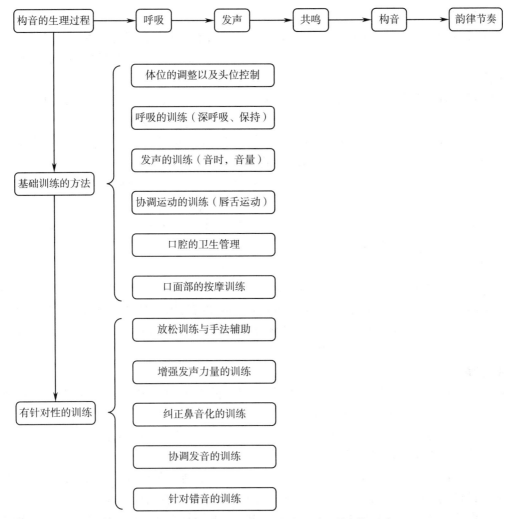

图 4-1　运动性构音障碍治疗的实训操作程序

【操作要点】

（一）生理功能的强化练习

1. 呼吸运动

（1）平静呼吸：自然状态下进行吸气以及呼吸运动，分别用手接触腹部和胸廓两侧，计算呼吸次数以及比较呼气与吸气所用时间的长短。

（2）腹式呼吸练习：深吸气同时进行鼓肚子的动作，保持在吸气深度一秒后呼气，同时进行收腹动作。

（3）胸式呼吸练习：深吸气同时进行两肩上提外展动作，增加胸廓容积，保持在吸气深度一秒后呼气，同时进行两肩内收下坠动作。

（4）长呼气练习：深吸气后尽可能长时间呼气，直至气流呼尽；平静吸气然后尽可能长时间呼气直至气流呼尽，记录两种方式的最长呼吸时间。

（5）口鼻呼吸与分离练习：分别练习口鼻同时进行呼吸以及进行鼻吸气，口呼气的练习，利用蜡烛火苗来比较两者经口呼气气流量的不同。

2. 发音练习

（1）发音触觉感知练习：正常状态下持续发"a"音，治疗师将食指抵触甲状软骨板正中位置，感受声带振动，在上述手法的接触下分别发低音"a"，和高音"a"来比较发声时食指在喉正中的触觉变化。

（2）最长发音时间练习：深吸气后按正常音量长时间发"a"音，直至呼气流用尽，发声中保持音量均匀，声音不中断，连续进行三次发声后计算最长时间即为最长发声时间。

（3）舒适状态下发音练习：正常呼吸的条件下按正常音量进行长时间发"a"音，直至气流用尽，发音过程中保持声音不中断，音量均匀的发音方式。

（4）音量变化的控制练习：分别用耳语声和大声进行发音，进行耳语声和大声之间的过渡，了解在音量变化时喉头运动的力量变化以及相关呼吸肌群的力量变化。

（5）放松下发音练习：练习不同形式的放松发音方法：叹息样发音、呼气后发音、软起音、颤音，打呵欠发音以及吟唱样发音。

3. 共鸣练习

（1）鼻音练习：分别持续发"m"和"n"两个辅音，同时将手掌放置于面颊部感受振动触觉。

（2）高鼻腔共鸣练习：分别发鼻韵母"ang"和"an"的音，用手放置面颊部感受振动触觉。

（3）低鼻腔共鸣练习：先将小夹子将两侧鼻腔夹闭，连续发"ang"和"an"两个鼻韵母音，感觉声音以及面颊部振动与高鼻腔共鸣的区别。

4. 构音练习

（1）送气音与非送气音的对比练习：对比"b"和"p"两个辅音在发音时双唇动作以及经口送出气流量的区别。分别列举10个送气音组成的音节和10个非送气音组成的音节。

（2）鼻音与边音的对比练习：对比"n"和"l"两个辅音在发音时舌的位置以及气流共鸣的区别。分别列举5个鼻音组成的音节和5个边音组成的音节。

（3）塞擦音与摩擦音的对比练习：对比"j"和"x"两个辅音在发声时舌的位置和经口送出气流方式的区别，分别列举5个阻塞音组成的音节和5个摩擦音组成的音节。

（4）舌尖音与舌根音的对比练习：对比"d"和"g"两个辅音在发声时舌的位置和运动方式的区别，分别列举5个舌尖音音节和5个舌根音音节。

（5）舌与音位关系的对比练习：对比舌尖音、舌面前音、舌面中音、卷舌音、舌根音发音时舌的位置和动作，并举例说明。

5. 韵律训练

（1）四声音调的训练：对比音节"ma"的四声声调，分别比较四声发声时所用音时的时长区别和经口气流的变化。

（2）重音的训练：对比重音和轻音在词中的区别，分别找出重轻格式的单词5个，找出轻重格式的单词5个。

（3）节奏的训练：利用节拍器练习跟随节拍器的节拍进行发音练习，体会快或慢节奏时呼吸的变化和调整。

（4）音阶变化的练习：练习哼唱"a"音并同时进行音阶的高低变化。条件允许时可以使用电子琴进行伴奏和声。

（二）基础功能的训练

1. 体位与头位的调整练习

（1）体位：保持端坐位，挺胸，收腹，下颌微收，治疗师利用腿部支撑患者腰部提高其腰部力量,改善其坐位平衡;利用双手牵拉患者肩关节使其肩部外展,挺胸保持;利用单手向下后推挤患者下颌使之下颌内收;保持姿势 10 秒钟后在进行调整,反复进行 10 次为一组。

（2）头位:进行性头位的变化控制训练,包括抬头与低头变换,左右转头变换,左右侧头变换,治疗师对患者头位与下颌位置进行维持,随患者运动而逐渐加力,提高患者运动的幅度与力量,每个方向运动 10 个作为一组,可以连续进行 3 组运动。

2. 深呼吸的练习

（1）吸气的辅助训练:治疗师站于患者身后,将双手置于患者腋下,随患者吸气动作开始双手向后上抬举,使患者胸廓容积增加,提高吸气容量。

（2）呼气的辅助训练:将手掌放于患者上腹正中,随呼吸运动时腹部的活动而活动,当患者进行呼气时,手掌逐渐向后上推挤其上腹部,使其腹肌反应性收缩,同时使膈肌上抬,当患者呼气快结束时,继续用力推挤并保持 3 秒,延长患者的呼气末时间。

（3）呼气力量的训练:将双手放置于患者两肋部,置于第十二肋骨水平,当患者呼气时双手掌向中线推挤胸廓,增加呼气力量。

（4）连续呼吸训练:治疗师通过节拍来要求患者主动控制呼吸的节奏,练习快吸气—屏气—慢呼气的动作,每 5 次为一组,治疗师可以通过放置于患者胸廓上的双手来感知患者的呼吸节奏和频率。

（5）辅助呼吸训练:利用吸管进行舌正中呼气的训练,利用吹气球进行呼气保持训练,利用吹蜡烛进行吹气力量的训练。

3. 发音练习

（1）持续发声的训练:要求患者在深吸气后屏气,然后按照最长时间进行"α"声的发音,发声过程中不能进行换气,发声时可以将手掌于患者中上腹部,患者发声末期时继续加力,增加腹压,从而延长患者的发声时间。

（2）音量变化的训练:要求患者在发声过程中,控制音量的变化,治疗师可以利用挤压胸廓的方式进行辅助,提高患者的音量变化。

（3）利用电脑语音工作站的音量训练项目进行可视音量和音调的训练。

4. 唇舌协调运动练习

（1）张闭口交替练习:缓慢张口,张大口,保持,缓慢闭口,重复做 5 次为一组,治疗师可以利用徒手扶持患者下颌骨的运动来控制其运动速度与幅度。

（2）唇运动训练:共有 3 组,即:①突唇（噘嘴）和展唇（龇牙）的连续运动;②连续咂唇运动;③鼓腮和叩气的连续运动。每组 10 次。

（3）舌运动练习:共有 4 组,即:①连续伸舌和缩舌运动;②左右摆舌运动;③舌尖伸卷的练习;④弹舌练习。每组做 10 次。

（4）压舌板的辅助训练:利用压舌板进行推挤舌体的练习,压舌练习,左右拨舌练习,辅助舌上抬练习。利用压舌板进行舌运动的对抗练习,增加舌运动的力量。

（5）舌运动的徒手辅助:利用无菌纱布徒手进行舌前伸牵拉,舌体左右牵拉保持 5 秒,徒手以纱布握持患者舌前位置,保持舌体形态。

5. 口腔的卫生管理　使用清洁冰棉棒或长棉拭子进行口内卫生清洁,按照双唇、唇内侧、唇龈沟、两颊侧、口底、舌面、舌两侧的顺序进行清洁擦拭,同时利用压舌板和冰棉棒触发吞咽动作,增加患者的空咽次数。

6. 口面部的按摩　包括面颊部的挤压和摩擦、口角部的牵拉、双唇的外牵拉、口周的环形放松按压等。以上四组动作循环练习,每组动作 10 次,连续进行 5 分钟。

(三)有针对性的训练

1. 放松训练与手法辅助练习

(1)痉挛型构音障碍和运动过强型构音障碍都存在咽喉肌群、舌肌、口面部肌群张力增高的表现,由于发声肌群紧张,导致患者无法正常发声。放松训练的目的就是使得头颈部以及躯干部与呼吸和发声相关的肌群进行有意识的放松,从而降低患者发声时肌张力的异常增高,改善患者的发声与构音状态。

(2)躯干肌群的放松:利用深吸气后屏气动作使得呼吸机群维持肌紧张状态,然后进行连续慢呼气动作使得肌紧张得以缓慢放松,同时治疗师协助患者缓慢进行躯干的前屈和双肩下坠,要求患者在做此动作同时进行呼气或叹气动作,以达到放松躯干肌群的目的。

(3)颈部肌群的放松:利用颈部连续缓慢运动(参考头位的控制运动),同时进行慢吸气和慢呼气,达到颈部放松的目的。

(4)颈前部的按摩:利用手掌进行颈前皮肤的纵向牵拉和摩擦,对双侧胸锁乳突肌肌腹表面进行环形按摩放松。

(5)头颈部放松体操,以下为头颈放松体操的操作要点:①双肩上耸、外展,保持 3 秒钟后缓慢进行坠肩,含胸动作,连续 5 次。要求吸气时双肩上举,呼气时双肩下坠。②头前屈下颌内收向胸前靠拢,停留 3 秒后做头后仰抬下颌动作直至双目仰视,停留 3 秒后做头偏向一侧动作,没有眩晕的情况下将头缓慢转向对侧,反方向将上述动作再做一遍。③对无法控制头位的患者,治疗师应站在患者偏瘫侧,双手分别置于患者的顶部和下颌部,同时缓慢随患者运动,当患者不能主动运动时,被动活动要注意患者头颈部肌张力的变化,不可与其对抗。④治疗师将手置于患者颈后部,通过捏拿的手法放松患者紧张的颈后肌群。

(6)唇舌肌的放松:利用冰棉棒的冷刺激对双唇以及舌面进行持续刺激使舌体进行放松,持续刺激应当以黏膜表面温度下降为宜,不应超过 10 秒钟以免冻伤,当黏膜表面温度下降后撤出刺激,待黏膜温度正常后再进行降温刺激。如此进行反复循环,直至患者紧张的双唇和舌体逐渐放松。此训练不宜超过 10 分钟。

(7)呼吸放松练习:进行鼻吸气口吹气的练习。可以利用吸管和蜡烛进行演示。要求患者在吹气时尽可能延长时间,利用蜡烛火苗以及吸管在水杯中吹出的水泡能很好地诱导患者延长呼气时间。

(8)叹气练习:深吸气后发长声降调的"a"或"ai",要求患者发声时尽可能多地将肺内气流呼出。

(9)哈气练习:深吸气后长哈气,类似于"ha"或"hu"的声音,可以利用镜子或不锈钢板的冷凝原理指示患者的发声动作。

2. 增强发音力量的练习

(1)弛缓型构音障碍和运动过弱型构音障碍都是由于呼吸以及发声肌群的肌无力、麻痹以及不能及时地进行肌肉的紧张收缩动作而造成的发声和构音的异常。增加发音力量的训练就是在治疗师的协助下使患者对于自己的躯干运动进行拮抗,提高患者全身肌紧张程度的同时使呼吸与发声相关肌群的张力得以提高,从而改善患者的发声状态。

(2)推撑练习:使患者双手或健侧手与治疗师对应手掌用力相抵,同时保持上臂伸直,用力的同时与治疗师同时连续发"a"声,要求声音短促有力,每 10 次为一组,连续做 3 组。变化一,患者若能直立时,可以要求患者双手用力撑墙,身体向墙侧微倾,同时连续发短促声"a";

变化二,患者坐位时,可以用双手掌向上用力做抬举桌子边缘的动作,同时发短促音"a";变化三,患者坐位时,可以使用双手掌用力互握,用力的同时发短促音"a"。

（3）咳嗽练习:要求患者进行深吸气,吸气后屏气,然后收腹将气流快速咳出或呼出,在咳出或呼出的同时发短声,增加发声的力量,提高音量。

（4）手法辅助:将手放置于患者中上腹部,嘱患者吸气,然后发声同时向下快速轻压腹部,使患者腹部反射性收缩,提高发声的音量。

（5）利用电脑语音工作站的音量项目进行发声力量的可视化练习。

3. 纠正鼻音化的练习

（1）引导气流法:将蜡烛置于患者口平面连线 10~15cm 的地方,点燃蜡烛,要求患者用口吹灭,此时若有鼻漏气现象可用小夹子夹住双侧鼻翼,辅助封堵鼻腔,利用患者进行口吹气,从而引导气流自口中呼出。

（2）鼓腮保持法:要求患者进行鼓腮保持,使口内气流维持在口腔前庭,进一步模仿漱口动作,增强鼻咽部的封闭力量。

（3）鼓腮吐气法:要求患者鼓腮保持,然后从双唇将口内气流吐出,类似于"pu"的音节,连续吐气可以增强气流在口内的保持并提高鼻咽部的封闭能力。

（4）抬举软腭的练习:利用压舌板或冰棉棒在软腭游离缘中份将软腭向后上方做推挤动作,向后上推挤软腭游离缘至于咽后壁相接,连续进行 5~10 次作为一组,若引出咽反射时要快速脱离对软腭的刺激。

（5）舌根音练习:连续发短促音节"ka",每 5 个作为一组,连续 3 组;连续发短促音节"ga",每 5 个一组,连续 3 组。舌根音的连续发声可以促进软腭的向后上连续运动,从而增强软腭的抬举力量。

4. 协调发音的训练

（1）连续双唇音练习:连续发"ba"音节,每秒发一个音到两个音,每 10 个音作为一组,换气后重复上述音节,连续练习 5 组。

（2）连续舌尖音练习:连续发"da"音节,每秒发一到两个音,每 10 个音作为一组,换气后重复上述音节,连续练习 5 组。

（3）连续卷舌音练习:连续发"la"音节,每秒发一到两个音,每 10 个音作为一组,换气后重复上述音节,连续练习 5 组。

（4）连续舌根音练习:连续发"ga"音节,每秒发一到两个音,每 10 个音作为一组,换气后重复上述音节,连续练习 5 组。

（5）组合音节协调练习:组合上述四个音节"ba""da""la""ga",每秒发一到两个音,每 8~12 个音作为一组,换气后重复上述音节,连续练习 5 组。

5. 针对错音的训练　针对错音的训练原则,找出目的音的发声构音类似动作,纠正患者的错误动作,引导患者完成正确的构音类似运动,在正常的构音类似运动的基础上进行目的音的引出,从而达到纠正错音的目的。临床当中患者多见声母的错误,以下为常见声母的构音连续运动,通过这些运动的练习,以达到正常发音的引出。

（1）上齿与唇的摩擦音"f"的构音类似动作:①上齿与下唇接触;②上齿与下唇保持窄缝;③气流送出同时发声。

（2）双唇的破裂音（爆破音）"b""p"的构音类似动作:①双唇闭锁;②鼓腮保持;③吐气或叩腮吐气同时发声。

（3）双唇闭锁的鼻音"m"的构音类似运动：①双唇闭锁；②鼻腔共鸣发声。

（4）舌、齿的摩擦音"s""x"的构音类似运动：①舌体上抬；②舌尖平伸并保持在上下齿之间；③能够使口内气流自舌与上齿之间呼出同时发声。

（5）舌尖与前腭之间的摩擦音"sh""r"的构音类似运动：①舌尖上翘；②舌尖与上腭前端接触并保持（或舌尖与上齿龈和上腭接续处相抵）；③进行摩擦发声。

（6）舌尖、上齿龈的破裂音"d""t"的构音类似运动：①舌体上抬；②舌尖平伸并置于上下齿之间，保持；③连续在此状态下进行下颌开合的练习；④在运动的同时发出爆破音。

（7）舌、齿闭锁的鼻音"n"的构音类似运动：①舌体上抬；②舌尖前伸于上下齿之间，闭锁口腔；③鼻腔共鸣发声。

（8）边音"l"的构音类似动作：①舌尖上翘；②舌尖与上齿龈相接触；③在上述状态下呼气并发声。

（9）舌、软腭的闭锁音"g""k"的构音类似运动：①张口发后鼻音"ang"；②在发声的同时用压舌板将舌尖下压使舌背拱起，在这种条件下发声。

（10）舌、软腭的摩擦音"h"的构音类似动作：①张口保持；②在张口的状态下进行哈气；③哈气的同时进行摩擦发声。

（四）应用训练

1. 多音节词语的朗读练习 要求设计并选择相关结构的多音节词语进行朗读训练，各设计以下结构的多音节词语，ABB-BBA-AABB-ABAB，减慢语速，利用折指法和节拍法练习。

2. 绕口令的朗读练习 选择5~7个音节的绕口令进行朗读练习。

3. 篇章的朗读练习 选择200~500词的篇章进行慢速朗读练习。

【要点辨析】

1. 呼吸生理 正常情况下人的呼吸是以胸腹联合呼吸为基础，但不同性别、年龄或不同状态下在呼吸模式的表现中又不尽相同，如男性多为下胸式呼吸（或上、下胸式呼吸），女性为上胸式呼吸，儿童为腹式呼吸，老人则因驼背和胸廓固定以腹式呼吸为主。长期卧床的患者以胸式呼吸为主，胸部疼痛或肺部疾患的患者则由于胸部的制动而以腹式呼吸为主。平静呼吸时，肺部通气量约为500ml，呼吸次数为15~16次，完成一次呼吸的时间大约为4秒，呼吸时间中呼气时间与吸气时间大致相等。而说话和发声时，呼吸是与平静条件下的呼吸不相同的，其特点是呼气时间延长，吸气时间缩短，吸气量增加，呼吸次数相应减少，在演讲或歌唱时，以膈肌为主的吸气肌会保持适当的紧张度，协助调节呼吸量，使得声音变得平稳、延续、富有音色变化。人在发声或说话时，需要呼气与吸气之间的调节，把这种主动控制吸气肌的呼气方法叫做呼气保持。在正常人的说话与唱歌中，呼气的保持能力是必要的。

2. 运动与构音 运动性构音障碍的病理基础是运动障碍，即与构音过程有关的运动肌群的麻痹，运动不协调和肌张力的异常。听觉中的言语声从根本上讲是运动的结果，包括了呼吸运动、发声运动、调音运动、共鸣运动这些基本活动，因此，生理途径的训练原则就是以生理活动为参照的一系列运动作为使患者获得正确构音的基础，所有的构音训练都包括基础运动的训练，而有针对性的训练则是按照患者个体的障碍制定出的有目的的运动练习，从而达到纠正患者异常构音模式的目的。

3. 汉语常见的构音动作

（1）汉语中元音的构音主要由以下方面来决定：①口唇的形状，主要有唇半圆形、圆形、向前噘拢以及扁口平展;②舌位的位置,主要有前伸、上抬、缩舌及卷舌等;③下颌开张的幅度,主要有闭合、半开张和全开张等。

（2）汉语中辅音主要是在发声气流通过声道时,气流被阻碍所产生的声音,根据阻碍部位的不同,辅音分为双唇音、唇齿音、齿间音、舌尖音、舌面音和舌根音,发辅音时,又分为成阻、持阻和除阻三种发声方法。

辅音按发音的阻碍方式可分为:

1）塞音:也称为"爆发音""破裂音"。发音时,发音器官的某两部分完全紧闭,使气流通路暂时阻塞,然后突然张开,使气流爆发而出成音。如普通话的［p］(b)［p'］(p)［t］(d)［t'］(t)［k］(g)［k'］(k)。

2）擦音:也称为"摩擦音"。发音时,气流通路没有完全闭塞,但很狭窄,气流是从窄缝中挤出,因摩擦而成音。如普通话的［f］(f)［s］(s)。

3）塞擦音:成阻时气流通路先闭塞,而后转为窄缝状态。发音开始时和塞音一样,收尾时和擦音一样,所以叫塞擦音。如普通话的［ts］(z)、［ts'］(c)。

4）鼻音:发音时,气流的口腔通路闭塞,软腭下垂,带音的气流从鼻腔流出。如普通话的［m］(m)叫作"双唇鼻音";［n］(n)叫作"舌尖鼻音";［ŋ］(ng),叫作"舌根鼻音"。

5）边音:发音时,用舌头挡着口腔中央部分的气流通路,使气流从舌头的两边流出。如普通话的［l］(l)。

按照发声时气流的变化,辅音又包括:

1）送气音:指发声时,气流由口内迸发,有较强的冲击力。

2）不送气音:指发声时,气流自口内轻稳流出,无明显的冲击性。

【注意事项】

1. 训练可以在安静环境中进行,并不局限于治疗室,但需要排除对患者的声音和视觉干扰,使患者能够集中注意力进行训练。

2. 呼吸训练时,要注意呼气和吸气时间的比例,平静呼吸时,两者基本为1:1的比例,长呼气训练时,呼气时间要超过吸气时间的两倍以上,也即是按1:2或1:3的比例进行。连续深呼吸训练不宜超过5次,需注意患者的呼吸能力,避免过度换气带来不适。

3. 徒手进行训练时,注意不要过于对抗患者的异常姿势和异常肌张力。

4. 运动训练的要求是需要一定的运动频度和运动幅度,因此,训练中需要对每组训练动作进行适度重复,运动的量视患者的耐受能力而作出动态调整,运动的幅度参考生理条件下患者关节运动的角度的而定,一般以不引起患者肌紧张和疼痛作为条件。

5. 进行舌体牵拉时注意保护舌系带不被损伤,舌体进行刺激时注意不超过舌中后1/3的位置,以免引起患者的咽反射等不适感觉。

6. 冰冷刺激连续不宜超过10秒钟,以免引起局部组织的冻伤。

7. 下颌运动训练时注意保护下颌关节,连续运动时注意下颌关节的运动状态,禁忌粗暴牵拉下颌引起下颌关节半脱位或脱位。

【扩展与补充】

1. Rood 感觉运动治疗方法　简称 Rood 法,由物理治疗师 Margaret Rood 在 20 世纪 50 年代创立。Rood 认为感觉刺激可以对运动产生促进或抑制作用,中枢神经损伤后运动功能恢复是按照运动发育的顺序。因此,治疗师可以应用各种感觉刺激促使运动功能康复。起初Rood运用各种感觉刺激,如刷擦、拍打等,后期Rood更多地强调本体感觉刺激对运动的作用,为PNF技术奠定了基础。因此有学者认为,Rood感觉运动治疗方法是本体感觉神经肌肉促进技术(PNF技术)的雏形。在治疗中Rood强调感觉刺激的使用要适当,治疗从患者的实际运动功能水平出发,为诱发患者对运动的主动控制,要让患者明确训练动作的目的。

Rood治疗方法的基本前提:运动模式是从出生时所表现出的基本的反射模式发展而来,通过感觉刺激,这些反射活动被使用和逐渐地改变,最后获得了皮质水平有意识的更高级的控制;在正常的发育顺序中,使用正确的感觉刺激,遵循神经生理学原则,可以建立正常的运动记忆痕迹。其主要方法是在皮肤的某些特殊区域施加温和的机械刺激或表浅的温度刺激,并按照个体的发育顺序,通过应用某些动作的作用引发有目的的反应,可用于任何有运动控制障碍的患者。Rood治疗方法的四个理论原则:

(1)使用适当的感觉刺激并诱发出所需要的肌肉反应。

(2)感觉运动控制是以发育为基础的,治疗必须根据患者目前所处的发育水平,逐渐地提高到更高一级的水平。

(3)运动是有目的性的活动,为了诱发有意识控制的动作,需要进行有目的的刺激,使得刺激作用于肌肉反应,使主动肌、拮抗肌、协同肌的反应反射性地按顺序进行,也就是通过有目的性的活动引出无意识的希望出现的活动。

(4)为了能够学习与掌握相关的运动,必须进行重复上述的感觉刺激与运动反应,即练习是运动学习所必需的。

Rood技术在构音器官运动训练中的基本操作:

(1)仪器及设备:不需要特殊的仪器和设备。

(2)材料准备:

1)冰棉拭子或冰棉棒:制备方法:利用长竹签或竹筷子进行制备,在长竹签(竹筷子)一端使用无菌纱布包裹3~5层,长度为5~8cm,纱布端以丝线绑扎缠紧。使用前浸水,全层湿透后放入冰箱内冷冻待用。

2)长毛刷:利用中号软毛毛笔,用水浸透,仔细去除浮毛后待用。使用时可以蘸冰水和温水使用。

3)按摩器或咬器:可选择市场上出售的婴儿用口腔按摩棒或口咬胶。

(3)基本操作

1)触觉刺激:对口唇、颊侧、舌尖、舌面以及硬腭、软腭游离缘进行快速的刷拂,轻微的接触停留。

2)温度刺激:冰刺激上述部位,可以利用冰棉棒或冰毛刷,刺激时间不少于3秒钟,持续时间不超过10秒钟,可以进行温冷的交替刺激,或等待局部黏膜或皮温正常后再进行冰刺激。如此反复进行。

3)本体感受器的刺激:利用工具对局部进行滚压、牵拉、拨压等动作,对下颌、口唇、面部可进行牵拉、叩击、轻拍打的动作刺激相应组织的肌肉进行反射性收缩以及被动活动,逐渐提高速度,引发拮抗或反射动作的出现。

(4)注意事项

1)治疗时不要引发患者的不适反应,如肌张力的异常增高并伴全身反应、疼痛、咽反射等。

2）刺激需要突然、快速和轻柔,过度刺激会使患者出现疲劳反应,影响效果。

3）冰刺激和拂刷的效果仅在即刻或结束后 45~60 秒内有效,因此训练时可在训练开始或即将结束时进行。

2. K-point 刺激法

（1）适应证:重度张口困难（受限）的患者。

（2）张口受限分度:临床上检查张口度时以上下中切牙切缘之间的距离为标准。正常人张口度约相当于自身示指、中指、无名指三指末端合拢时的宽度,平均约为 3.7cm。在临床将张口受限分为四度:①轻度张口受限:上下切牙切缘间仅可置二横指,约 2~2.5cm 左右。②中度张口受限:上下切牙切缘之间仅可置一横指,约 1~2cm 左右。③重度张口受限:上下切牙切缘之间不足一横指,约 1cm 之内。④完全张口不能:患者牙关紧咬,完全不能张口。

（3）材料:使用冰棉棒、压舌板和指套。

（4）操作要点:首先利用指套将双手食指伸入患者双颊侧,轻压患者双侧磨牙后黏膜,直至患者紧咬牙关略松弛。将压舌板（当患者牙间距很小时）垫纱布或冰棉棒沿口正中送入舌面,分别斜向刺激患者的双侧磨牙后三角黏膜（K-point 位置）,主要采用接触后顶的方式,每次持续 1~2 秒后即放松,反复重复接触,直至患者出现被动张口动作后将压舌板或冰棉棒置于双侧磨牙后三角 3~5 秒后取出。再重复操作 5 次。

（5）注意事项

1）不可将手指或压舌板直接置于患者上下磨牙之间,避免患者异常咬合反应导致手指咬伤或压舌板被咬住不能拔出。

2）对于 K 点的刺激主要以压顶为主,力量适度,避免引起患者疼痛反应。

3）该手法会引发患者咽反射或吞咽反应,属正常反应。

3. 语音补偿技术

（1）适应证:重度运动性构音障碍,器质性构音障碍,脑瘫。

（2）基本原理:由于与构音相关的肌肉组织的麻痹严重而不能通过锻炼恢复生理功能,或因手术、外伤等原因造成的组织结构缺损,或因发育性原因导致肌肉组织的运动不能被患儿所习得,以上病因造成的构音障碍难以通过恢复正常生理性运动的训练来进行纠正。因此,针对这类患者所行的康复训练要运用语音补偿技术。使患者在训练中学习以邻近组织代偿运动或接近发声的类似运动,最终能够发出目的音的训练方式,称为语音补偿技术。

（3）操作实例

1）边音"l"的发音补偿技术:使舌体抬高,保持舌尖与低位时发声,以舌面的动作补偿正常时舌尖的动作。

2）摩擦音"s"的发声补偿技术:使舌尖置于齿间,气流由舌面与齿间进行摩擦发声以补偿舌尖不能上抵上齿背进行摩擦发声的动作。

3）爆破音"b""p"的发声补偿技术:使用上齿与下唇接触进行爆破发声以补偿双唇不能闭合进行发声的动作。

4）鼻音"m"的发声补偿动作:利用上齿与下唇的封闭发声从而补偿上下唇不能闭合发声的动作。

5）鼻音"n"的发声补偿动作:利用舌面抬高接触上腭进行封闭发声从而补偿舌尖不能与上腭接触进行发声的动作。

4. 替代交流技术

（1）适应证：重度构音障碍，构音障碍合并多种障碍如失语症、认知障碍以及严重的四肢运动障碍，进展性的原发疾病导致的构音障碍。

（2）基本原理：严重的运动障碍以及合并多种障碍的患者，即使经过严格的康复锻炼也不能达到以言语进行表达交流的目的，一些进展性的神经系统疾病如帕金森病，肌萎缩侧索硬化症等无法使得患者的运动能力得以稳定恢复，语言治疗不再以功能的恢复为重点，而侧重于发展对患者有利的补偿技术，利用设备和有关材料训练患者使用，从而达到补偿患者障碍的效果。

（3）设备和仪器：替代交流系统分为文字交流板、图形交流板、眼指示仪，指示棒以及电脑语音合成辅助系统。

（4）操作实例

1）评价患者残余运动功能，包括头的运动能力，眼的示意能力，双上肢的残留功能，听理解能力，受教育以及家庭背景，生活习惯等。

2）制作辅助交流设备，训练患者利用交流设备表达自己的要求和情感。

3）指导家庭使用，并在家庭中创造有利条件，指导家庭成员主动引导患者使用交流设备。

5. 汉语拼音的国际音标标注方案

（1）汉语拼音声母的国际音标标注方法：见表 4-1。

表 4-1　声母的国际音标标注方法

汉语拼音声母	国际音标标注	汉语拼音声母	国际音标标注	汉语拼音声母	国际音标标注
b	［p］	g	［k］	s	［s］
p	［p'］	k	［k'］	zh	［tʂ］
m	［m］	h	［x］	ch	［tʂ'］
f	［f'］	j	［tɕ］	sh	［ʂ］
d	［t］	q	［tɕ'］	r	［ʐ］
t	［t'］	x	［ɕ］	y	［j］
n	［n］	z	［ts］	w	［w］
l	［l］	c	［ts'］	v	［v］

（2）汉语拼音单韵母的国际音标标注方法：见表 4-2。

表 4-2　单韵母的国际音标标注方法

汉语拼音韵母	国际音标标注	汉语拼音韵母	国际音标标注	汉语拼音韵母	国际音标标注
ɑ	［a］	e	［ɤ］	u	［u］
o	［o］	i	［i］	ü	［y］

（3）汉语拼音双韵母的国际音标标注方法：见表 4-3。

表 4-3　双韵母的国际音标标注方法

拼音字母韵母	国际音标标注	拼音字母韵母	国际音标标注	拼音字母韵母	国际音标标注
ai	［ai］	ing	［iŋ］	uai	［uai］
ei	［ei］	ia	［ia］	ui(uei)	［uei］
ao	［au］	iao	［iau］	uan	［uan］
ou	［ou］	ian	［iæn］	uang	［uaŋ］
an	［an］	iang	［iaŋ］	un(uen)	［uən］
en	［ən］	ie	［iɛ］	ueng	［uəŋ］
in	［in］	iong	［yŋ］	üe	［yɛ］
ang	［aŋ］	iou	［iou］	üan	［yæn］
eng	［əŋ］	ua	［ua］	ün	［yn］
ong	［uŋ］	uo	［uo］	ng	［ŋ］

（4）声调标注法：一声阴平（55），二声阳平（35），三声上声（214），四声去声（51）

（5）元音的严式音标标注法

1）a 的同一音位有 5 种标注法：在"ai、ia、an"中使用［a］标注；在辅音后或单独使用时标注为［A］；"ang、iang、uang、ao、iao、ua"中使用［ɑ］标注；"ian"以及"yan"中使用［æ］；儿化音使用［ɐ］标注。

2）o 的标注有两种："ong"标注为［uŋ］；"iong"标注为［yŋ］。

3）e 的同一音位标注有 4 种：在辅音后或单独使用时标注为［ɤ］；"ei、ui"中用［e］标注；"ie、üe"中用［ɛ］标识；"en、eng、un、ueng、er"中用［ə］标注。

4）i 同一音位有 3 种：在"z、c、s"后用［ɿ］来标注；"zh、ch、sh、ri"后使用［ʅ］来标注；在其他辅音后使用［i］来标注。

注：本章中""内为汉语拼音标注；［　］内为汉语拼音的国际音标标注。

【实训小结】

1. 总结运动性构音障碍的常见训练方法。

2. 练习制订一位运动性构音障碍患者的治疗计划；列举所要使用的训练方法。

3. 制定一项有针对性障碍的训练措施；列举所要使用的训练方法。

（张庆苏）

五、儿童语言发育迟缓的评价

【目的与要求】

掌握 语言发育迟缓评价方法的实际操作。

【实训前准备】

1. 仔细阅读《语言治疗学》教材"儿童语言发育迟缓"第二节"儿童语言发育迟缓的评价与诊断"相关内容。

2. 准备好评价工具（语言发育迟缓工具箱）。

3. 10~15m² 的检查用房间，房间安静，一张儿童用语言治疗台和两把椅子。

【适应证】

1~6.5 岁语言发育迟缓的儿童。

【实训操作程序】

对语言发育较差的患儿，应用 S-S 语言发育评价量表进行系统检查。对年龄较大或语言发育水平相对较高的患儿，则不必进行该量表全部的检查，可按以下条件进行选择：①不可用图片检查的患儿：可采用实物进行，检查阶段 2；②可用图片检查的患儿，在阶段 3-2 以上，用图片进行单词—词句检查；③年龄在 3 岁以上、能进行日常会话者，以词语进行阶段 4-1、阶段 4-2 的检查为主。

第一部分　符号形式—知识内容的关系检查

在语言发育迟缓评价法中，将形成事物基本概念的阶段称为"阶段 2"，将事物符号阶段称为"阶段 3"。

（一）阶段 2、阶段 3 的 A 项组合检查

1. 阶段 2-1（机能性操作）

A 项组合检查：事物（事物 + 机能性操作）：帽子、鞋、牙刷。

检查者拿出帽子放在检查桌上说"帽子戴在哪里啊"，患儿拿起戴在头上；检查者拿出鞋放在检查桌上说"鞋穿在哪里啊"，患儿拿起鞋试图穿在脚上；检查者拿出牙刷放在检查桌上，说"怎么刷牙啊"，患儿拿起放在嘴前或作出刷牙的动作。

2. 阶段 2-2（匹配）

A 项组合检查：事物（事物 + 人形部位）：娃娃、帽子、鞋、牙刷。

检查者把娃娃放在桌上，把帽子放在患儿面前，检查者说"给娃娃戴帽子"；把鞋放在患儿面前，检查者说"给娃娃穿鞋"；把牙刷放在患儿面前，检查者说"给娃娃刷刷牙"。

3. **阶段 2-3（选择）**

A 项组合检查：事物（人形部位 + 事物）：娃娃、帽子、鞋、牙刷。

检查者把娃娃放在桌上，将帽子、鞋、牙刷放在患儿面前，检查者拍拍娃娃的头说"帽子"，患儿试图把帽子戴在娃娃的头上；检查者把娃娃的脚伸到前面并说"鞋"，患儿试图把鞋穿在娃娃的脚上；检查者手在娃娃嘴前左右动，并说"刷刷刷"，患儿模仿检查者动作，拿起牙刷试图给娃娃刷牙。

4. **阶段 3-1（手势符号）**

A 项组合检查：事物（手势 + 言语：事物）：帽子、鞋、牙刷。

理解检查：将帽子、鞋和牙刷摆在患儿的面前，检查者说"帽子"同时拍拍自己的头，患儿拿起帽子或递给检查者帽子；检查者拍拍自己的脚，说"鞋"，患儿拿起鞋或递给检查者鞋；检查者说"牙刷"同时在嘴前作出刷牙的动作，患儿拿起牙刷或递给检查者牙刷。

5. **阶段 3-2（言语符号）**

A 项组合检查：事物（言语：事物）：帽子、鞋、牙刷。

理解检查：将帽子、鞋和牙刷摆在患儿的面前，检查者说"帽子"患儿拿起帽子或递给检查者，检查者说"鞋"患儿拿起鞋或递给检查者，检查者说"牙刷"患儿拿起牙刷或递给检查者。

（二）阶段 2、阶段 3 的 B 项组合检查

1. **阶段 2-1（机能性操作）**

B 组检查：事物（事物 + 机能性操作）：听筒 - 电话、鼓槌 - 鼓、小茶壶 - 茶杯。

检查者拿出电话，同时说"喂、喂、喂"，患儿拿起听筒放在耳朵上；检查者拿出鼓和鼓槌，检查者说"咚、咚、咚"，患儿拿起鼓槌去敲鼓；检查者拿出壶和杯子，检查者说"喝水"患儿拿起壶试图去放杯子倒水。

2. **阶段 2-2（匹配）**

B 组检查：事物（事物 x：事物 y）：听筒 - 电话、鼓槌 - 鼓、壶 - 杯子。

检查者把电话座机、鼓、杯子放在桌上，把听筒放在患儿面前，检查者说"打电话"，患儿拿起听筒放在电话机上；把鼓槌放在患儿面前，检查者说"敲鼓"，患儿拿起鼓槌敲小鼓；把壶放在患儿面前，检查者说"倒水"，对着杯子做倒水的动作。

3. **阶段 2-3（选择）**

B 组检查：事物（事物 y：事物 x）：听筒 - 电话、鼓槌 - 鼓、壶 - 杯子。

检查者把听筒、鼓槌、壶放在患儿面前桌上，把电话放在检查者面前，说"打电话"，患儿拿起听筒放在电话机上；把鼓放在检查者面前，检查者说"敲鼓"，患儿拿起鼓槌敲小鼓；把杯子放在检查者面前，检查者说"倒水"，患儿把壶拿起来，对着检查者拿出的杯子做倒水的动作。

4. **阶段 3-1（手势符号）**

B 组检查：成对事物（手势 + 言语：事物）：听筒、鼓槌、壶。

理解检查：将听筒、鼓槌、壶放在患儿面前，检查者作出打电话的动作同时说"电话"，患儿拿起听筒或把听筒放在耳朵上做打电话的动作；检查者作出敲鼓的动作说同时说"敲鼓"，患儿拿起鼓槌或拿鼓槌做敲鼓动作；检查者作出喝水的动作同时说"喝水"，患儿拿起水壶做倒水的动作。

5. **阶段 3-2（言语符号）**

B 组检查：成对事物（言语：事物）：听筒、鼓槌、壶。

理解检查：将听筒、鼓槌、壶放在患儿面前，检查者说"电话"，患儿拿起听筒或把听筒放在耳朵上做打电话的动作;检查者说"敲鼓",患儿拿起鼓槌或拿鼓槌做敲鼓动作;检查者说"喝水",患儿拿起水壶做倒水的动作。

(三)阶段 2、阶段 3 的 C 项检查

1. 阶段 2-1(机能性操作)

C 组检查:事物镶嵌板(子板:母板):鞋、剪刀、牙刷。

检查者把鞋的子板放在患儿面前,然后拿出母板,患儿能拿起鞋的子板放入母板;检查者把剪刀的子板放在患儿面前,然后拿出母板,患儿能拿起剪子的子板放入母板;检查者把牙刷的子板放在患儿面前,然后拿出母板,患儿能拿起牙刷的子板放入母板。

2. 阶段 2-2(匹配)

C 组检查:事物镶嵌板(子板:母板):鞋、剪刀、牙刷。

将镶嵌板鞋、剪刀、牙刷放在患儿面前,检查者作出穿鞋的动作,同时说"鞋",患儿把鞋拿起或递给检查者;检查者作出剪东西的动作,同时说"剪子",患儿把剪子拿起或递给检查者;检查者作出刷牙的动作,同时说"牙刷",患儿把牙刷拿起或递给检查者。

3. 阶段 2-3(选择)

C 组检查:事物镶嵌板(子板:母板):鞋、剪刀、牙刷。

将镶嵌板鞋、剪刀、牙刷子板放在患儿面前,把鞋的母板放在检查者面前,检查者作出穿鞋的动作同时说"鞋",患儿把鞋拿起或递给检查者;把剪刀母板放在检查者面前,检查者作出剪东西的动作同时说"剪子",患儿把剪子拿起或递给检查者;把牙刷母板放在检查者面前,检查者作出刷牙的动作同时说"牙刷",患儿把牙刷拿起或递给检查者。

4. 阶段 3-1(手势符号)

C 组检查:事物镶嵌板(手势 + 言语:子板):鞋、剪刀、牙刷。

理解检查:将镶嵌板鞋、剪刀、牙刷子板放在患儿面前,检查者作出穿鞋的动作同时说"鞋",患儿把鞋拿起或递给检查者;检查者作出剪东西的动作同时说"剪子",患儿把剪子拿起或递给检查者;检查者作出刷牙的动作同时说"牙刷",患儿把牙刷拿起或递给检查者。

5. 阶段 3-2(言语符号)

C 组检查:物镶嵌板(言语符号:子板):鞋、剪刀、牙刷。

理解检查:将镶嵌板鞋、剪刀、牙刷的子板放在患儿面前,检查者说"鞋",患儿把鞋拿起或递给检查者;检查者说"剪子",患儿把剪子拿起或递给检查者;检查者说"牙刷",患儿把牙刷拿起或递给检查者。

(四)检查顺序及合格标准

1. 适应证 没有获得或者正在获得音声语言理解的患儿。

2. 从 2-1 阶段到 3-1 阶段、3-2 阶段检查顺序和合格标准 检查顺序是按照从阶段 2-1(机能性操作)→阶段 2-2(匹配)→阶段 2-3(选择)→阶段 3-1(手势符号)→阶段 3-2(言语符号)的顺序进行。从 2-1 阶段的 A 组开始,达到合格标准后,再按照以上规定的顺序(2-1 阶段→3-2 阶段)进行。在 2-1 至 2-3 阶段 A 组、B 组以及 C 组不论哪一组检查进行到 2-3 阶段并且合格就要继续进行 3-1 阶段和 3-2 阶段的检查,(举例见表 5-1)而且这两个阶段的每一组都要进行测试,并按照此阶段的通过标准确定阶段。

检查过程中从 2-1 至 3-2 阶段每组都要做两轮(次),如果第一轮(次)合格就可以进入下一阶段(检查表中从左到右顺序),第一轮或第二轮(次)达到合格标准都定为合格。

表 5-1　从 2-1 阶段至 3-1、3-2 阶段检查顺序举例

组项	阶段 2-1 机能性操作	阶段 2-2 匹配	阶段 2-3 选择	阶段 3-1 手势符号	阶段 3-2 言语符号
A	⊕ →	⊕ →	⊕ →	⊕ →	⊖
B				⊕	⊕
C				⊖	⊖

"⊕" 表示合格，"⊖" 表示不合格

3. 从 2-1 到 2-3 阶段的检查顺序和合格标准　按照要求从 2-1 阶段 A 组开始，达到合格标准就进行 2-2 阶段 A 组，没有达到合格标准就要返回到 2-1 阶段的 B 组，B 组合格就检查 2-2 阶段的 B 组，不合格就返回 2-1 阶段的 C 组，C 组合格后就进行 2-2 阶段 C 组，2-2 阶段 C 组合格就进行 2-3 阶段的 C 组。2-3 阶段的 C 组合格就进入 3-1 阶段和 3-2 阶段的检查，按照 3-1 阶段和 3-2 阶段的顺序要求进行和确定阶段，举例见表 5-2。凡是 2-3 阶段没有达到合格标准的组，均不进入 3-1 阶段的检查，按照 2-3 以内的通过标准确定阶段，见表 5-3。

表 5-2　2-3 阶段以内检查顺序举例

组项	阶段 2-1 机能性操作	阶段 2-2 匹配	阶段 2-3 选择	阶段 3-1 手势符号	阶段 3-2 言语符号
A	⊕ →	⊖			
B	⊕ →	⊕ →	⊖		
C	⊕ →	⊕ →	⊕ →		

"⊕" 表示合格，"⊖" 表示不合格

表 5-3　2-3 阶段以内检查顺序举例

组项	2-1 机能性操作	2-2 匹配	2-3 选择	3-1 手势符号	3-2 言语符号
A	⊕ →	⊖			
B	⊕ →	⊕ →	⊖		
C	⊕ →	⊖			

"⊕" 表示合格，"⊖" 表示不合格

4. 3-2（图片）以上阶段检查　对可以用图片检查的患儿，在 3-2 阶段以上，用图片检查单

词 - 词句检查,发育年龄在 3 岁以上、能进行日常会话者,进行阶段 4-1、4-2 阶段以词句检查为主。图片的摆放按照检查表的图示摆放。

5. **通过标准** 见表 5-4 和表 5-5。

表 5-4 从 2-1 阶段到 3-2 阶段(事物检查)通过标准

	阶段	2-1 机能性操作	2-2 匹配	2-3 选择	3-1 手势 + 声音符号(理解)	3-2 言语符号(理解)
通过标准	A	(2)/3	(2)/3	(2)/3	(2)/3	(2)/3
	B	(2)/3	(2)/3	(2)/3	(2)/3	(2)/3
	C	(2)/3	(2)/3	(2)/3	(2)/3	(2)/3
	组项	A+B(2)/6 个	(1)/3 组	(1)/3 组	(1)/3 组	(1)/3 组

表 5-5 符号—指示内容的关系(图片检查)

内容	阶段项目		图片组合 合格标准	阶段通过标准
	阶段	项目		
语法规则	5-2	被动语态	6/6+ 或 7/8+	6/6+ 或 7/8+
	5-1	语序	4/4+ 或 5/6+	4/4+ 或 5/6+
词句	4-2 三词句	大小 + 颜色 + 事物	3/3+ 或 3/4+	2 种形式中 1 种形式以上合格
		动作主语 + 动作 + 事物		
	4-1 两词句	颜色 + 事物	4/4+ 或 4/5+	4 种形式中 1 种形式以上合格
		大小 + 事物		
		动作主语 + 动作		
		动作 + 对象		
事物的符号	词汇	颜色	3/4+	
		大小	4/4+ 或 5/6+	
		动词	3/5+	
		身体部位	4/6+	
	3-2	事物的名称 言语符号(图卡)	AB 3/4+ C 3/9+ D 3/7+ E 4/4+	5 组中 1 组以上合格
		言语符号(事物)	各组 2/3+ 以上合格	3 组中 1 组以上合格

第二部分　基础性过程

1. 操作性课题

（1）适应证：疑存在语言发育迟缓,可以用手操作的患儿。

（2）检查工具：小毛巾、可以捏响的小玩具、小玻璃球、积木 3 块、装小球容器 1 个、3 种图形木制镶嵌板、6 种图形木制镶嵌板、十种图形纸质拼图子图形和纸质母图形板、语言发育迟缓检查记录表。

（3）操作

1）检查内容：

Ⅰ. 放入小球。

Ⅱ. 延迟反应。

Ⅲ. 图形辨别:a. 3 种图形;b. 6 种图形;c. 10 种图形。

Ⅳ. 积木搭放:a. 堆积;b. 并列;c. 隧道。

Ⅴ. 描线:a. ……;b. |;c. —;d. ○;e. +;f. □ ;g. △;h. ◇。

2）检查顺序:发育差的孩子(0 岁的)从Ⅰ、Ⅱ部分开始;1~2 岁的孩子从Ⅲ、Ⅳ、Ⅴ部分开始。3 岁以上的孩子从Ⅲ的 c 项(10 种图形)、Ⅳ的 c 项(隧道),Ⅴ的 e 项(+)开始。

2. 听觉记铭度

（1）适应证:可以完成单词检查的孩子(C、D、E……)。

（2）检查用具:名词检查中 16 张图片中的 9 张。

（3）操作:按照语言发育迟缓检查表列举顺序进行检查。

3. 手势、言语模仿

（1）手势:包括状况依存、事物对应。

（2）言语:包括单音节模仿、幼儿语、成人语。

（3）符号形式—指示关系内容检查中,注意穿插检查,并记录。

4. 交流态度　按照语言发育迟缓检查表中列举的内容观察并记录。

【要点辨析】

1. **确定阶段和年龄阶段**　根据患儿的反应选择属哪个阶段时,要按照患儿的表现选择相应的阶段。

2. **检查前及检查过程中,需要了解和掌握患儿以下情况**

（1）有无视力障碍:确认患儿能否看清图和文字。

（2）有无听力障碍:如有听力障碍,要注意助听效果,还要考虑对患儿的说话方式、声音大小,并保持室内的安静。

3. **合格标准与通过标准**

（1）合格标准:指的是经过检查患儿在评价表中某一阶段中的某一组项的内容证实该患儿在此阶段的此组项检查结果为合格;

（2）通过标准:指的是经过检查总结患儿在评价表中某一阶段中一个或几个组项合格后证实患儿通过了此阶段的检查而可以继续下一阶段的检查。

【注意事项】

1. **患儿的状态与检查者的说话方式和态度** 尽量使患儿在自然状态下接受检查,对患儿说话要亲切自然。对存在肢体障碍的患儿可以抱起检查,或放在姿势矫正椅上,让患儿在舒适的状态下接受检查。

2. **中止检查** 有时患儿出现拒绝或者不配合检查的局面,要尽量调整,如检查者可以换上平时穿的衣服,如实在不配合,应暂停,待患儿能配合时再继续检查。

3. **检查时间** 自开始检查到结束需要两周时间。可以分次完成检查。

【扩展与补充】

1. 在检查中发现伴有构音障碍的患儿,要进行构音障碍的检查和语音清晰度测试。

2. 对伴有智力障碍的患儿,建议进行智商的检查。

3. 对伴有孤独症或倾向的患儿,要格外注意患儿的交流态度和说话的方式,建议进行孤独症的评价。

4. 对有鼻音化构音的患儿,应用鼻息镜检查是否有鼻漏气。

【实训小结】

1. S-S 法儿童语言发育检查量表中将儿童的语言发育阶段分为几个主要阶段? 各个阶段的检查评价重点是什么?

2. 选择阶段 2 至阶段 5 中的某一个分组检查进行实践,正确填写评价结果。

(李胜利)

六、儿童语言发育迟缓的治疗

【目的与要求】

1. **掌握** 儿童语言发育迟缓评估量表的使用;儿童语言发育迟缓的训练计划制订(近期目标和远期目标);儿童语言发育迟缓的训练方法。

2. **了解** 正常儿童语言发育过程及相关知识。

【实训前准备】

1. 阅读教材《语言治疗学》(第3版)"儿童语言发育迟缓"一章中第四节"语言发育迟缓训练方法"及相关内容。

2. 阅读本节实训指导内容。

3. 准备儿童训练工具,S-S法检查量表,记录笔、纸。

4. 人员 两人为一组,分别为被试者与主试者。

5. 环境 实习示教室或语言治疗室。

【仪器与设备】

1. 安静、宽敞、明亮的训练室,儿童专用训练桌、训练椅。

2. S-S法儿童语言发育迟缓评估量表。

3. 儿童训练成套图片,镶嵌板,操作训练玩具(积木、小动物、串珠珠、图形玩具、彩色小球),声响玩具如小喇叭、摇铃、响锤等。

4. 仪器 语言障碍诊治仪;电脑儿童语言训练系统;便携式听力计。(以上设备按实习内容进行选择)

【适应证】

以下疾病或障碍所导致的儿童语言发育迟缓表现均可为治疗对象。

1. 儿童听力障碍。

2. 儿童孤独症谱系障碍(自闭症)。

3. 精神发育落后(智力障碍)。

4. 脑炎恢复期。

5. 脑外伤恢复期。

6. 儿童癫痫。

7. 儿童脑瘫。

【实训操作程序】

语言发育迟缓训练实训操作简易流程示意图：

1. 听力筛查。（便携式听力计 PA5）

2. 如图（6-1）

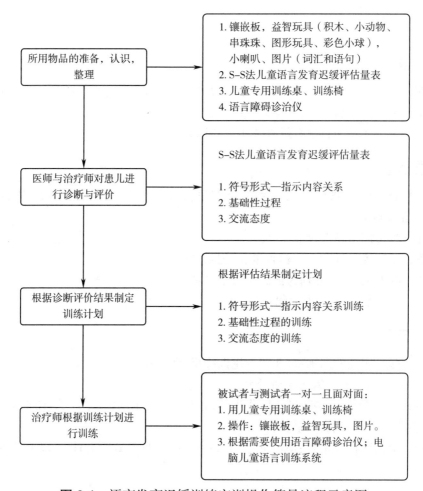

图 6-1　语言发育迟缓训练实训操作简易流程示意图

【操作要点】

（一）用具使用技巧

1. **操作类玩具**（积木、小动物、串珠珠、图形玩具、彩色小球）**以及音响玩具如小喇叭等的使用**　操作类玩具的游戏训练，可以贯穿于语言发育迟缓儿童整个的训练过程，从儿童心理学角度讲 3~6 岁儿童的主导活动是游戏。同是一种玩具可以多种玩法。以穿珠珠游戏（珠珠是各式各样的五颜六色的包括小动物，水果，蔬菜和几何形状）为例：①可以用于注意力的训练（手眼协调）；②用于实物认物训练；③用于几何图形的记忆训练；④用于颜色认知训练；⑤用于词汇的听理解训练；⑥手的精细运动训练。音响玩具以小喇叭为例：①趣味性；②呼吸训练；③粗大构音运动训练；④提高对于声音的注意力。

2. 镶嵌板的操作　将镶嵌板中的母板和子板分开,训练中让患儿将一个子板放于母板中的训练为匹配训练;在三个子板中选一个子板放于母板中的训练为选择训练。

3. 图片的使用　图片可选择成套的名词、动词、形容词、连词、量词、数词图片;图片的选择上应遵循画面清晰,与实物相类似,颜色鲜艳吸引儿童,是他们喜欢的易于接受的词汇。可以做①听理解训练;②命名训练;③语句训练(理解和应用训练);④认知训练;⑤语义编码训练;⑥语用编码训练等。

4. 便携式听力计、语言障碍诊治仪以及电脑儿童语言训练系统的操作

(1)便携式听力计可以快速筛检患儿对于声音的听觉反应能力,也可以作为听觉注意的简单评价工具,为进行语言训练提供基础的快速评估,使用听力计中不同频率的啭音,对于听觉注意力缺陷的患儿更容易集中其注意力,引导他回到语言训练中来。

(2)利用语言障碍诊治仪、电脑儿童语言训练系统中的程序进行儿童的听理解、发音训练。

(二)训练操作技巧

1. 注意力的训练　注意力和记忆力的训练在语言发育迟缓儿童的语言训练中是必不可少的,其直接影响着语言训练的效果。

(1)听觉注意训练:本阶段要充分利用儿童的听感知觉,完成对外界听觉刺激的训练目标。可采用带有声音的各种玩具、教具,如带有声音的仿真水果、蔬菜、小动物等。

(2)视觉注意训练:本训练是利用儿童的视觉敏感与视觉观察,完成对环境观察与事物变化的视觉训练目标。可使用彩色小球做视觉追踪训练、照镜子游戏、钓鱼游戏、穿珠珠游戏等。

(3)触觉注意训练:此训练要通过儿童触摸物品或玩具完成对于事物变化的认识过程。例如把积木从一个容器拿到另一个容器,模仿玩智力箱、套环游戏、搭积木等。

(4)注意的保持与记忆训练:记忆是过去的经验在人脑中的反映。训练中要根据记忆的特点,通过游戏完成记忆与记忆的转化训练,例如放图形游戏、认颜色游戏、找物游戏等。

2. 交流态度与交流能力的训练　语言发育迟缓儿童的交流态度可分为交流态度良好与交流态度不良。对于交流态度不良的儿童,可通过游戏的方式完成训练的目标。交流能力的训练以加强语意理解能力和记忆能力,促进语用能力为主完成训练目标。

(1)对视游戏训练:可采用玩具吸引儿童,将儿童喜欢的玩具放置于治疗师的视线前,当儿童寻找喜欢的玩具时,即可与治疗师形成对视。

(2)交往训练与交往能力训练

1)语言前阶段水平的语言发育迟缓儿童,治疗师可采用快乐反应来进行抚爱行为形成的训练。如举高高、团团转、逗笑、吹气等游戏导向儿童表现快乐反应的活动,此活动中治疗师要努力和孩子发生对视。

2)单词水平阶段　儿童,治疗师可用容易引起儿童兴趣的玩具,让其能很快理解操作和结果,如鼓槌敲鼓、将小球放入小孔内等。

3)语句水平阶段　儿童,其要在游戏和日常生活中,交换使用身体动作或音声符号来表达自己的要求。如利用系列性图片轮流看图说话、复述故事、故事接龙及角色扮演等活动。注意常与儿童保持眼神接触和微笑,取得儿童的注意再说话。当儿童使用新的语句时,应及时给予鼓励,并用鼓励代替矫正,促进沟通和语言的学习。还可通过互换游戏完成交往训练,例如假扮游戏、超市购物。

(3)互动游戏训练:利用互动游戏完成交流训练,例如假扮角色交换游戏,儿童与治疗师一起做训练或游戏时,可交换原来所处的位置,即改变发出信息者和接受信息者,或交换玩具。注意要训练儿童能够保持持续的交流状态,无论是长距离或长时间的情况下均能完成所要求的动作。

(4)口语表述与口语对话(集体训练):主要通过对话交流完成信息传递、思想互换。交流训练不需要特殊教材,主要是根据儿童语言发育的水平选用合适的训练项目进行训练。可利用符号与指示内容关系的各个阶段的训练内容,促进儿童发挥其理解、表达以及向他人传递信息的作用。交流训练不仅在训练室中进行,在家中、社会中应随时随地进行,充分引导儿童主动与人交流。

交流训练适用于全部患儿,特别是发育水平低和交流态度有障碍的语言未获得的儿童,及存在语言理解和表达发育不平衡的儿童。

3. 言语符号与指示内容关系的训练

(1)第一阶段训练:此阶段的儿童对外界的刺激感知觉反应不敏感,为此,在训练中通过儿童的视觉、听觉、触觉和动作结合玩具和教具充分吸引儿童,来完成训练目标。

事物的基础性操作:主要是刺激儿童对外界的事物进行某种操作而引起变化的过程的观察和操作。从触摸、抓握等单一的操作发展到敲、拿和放置等复杂的操作,训练可利用各种玩具,如积木、套环、鼓、智力屋、玩具电话等。最初可用帮助的手法,逐渐能让儿童对事物能作出相应适合的用途性操作。

(2)第二阶段的训练:本阶段的儿童虽还没获得语言,但对于事物状况已经能理解,对事物已经有概念。例如将人领到物品前出示物品,向他人表示自己的要求。

1)事物基础概念的训练:通过模仿让儿童懂得身边日常用品的用途。例如:出门戴帽子,穿鞋,用杯子喝水,打电话等。训练应与家庭指导同时进行,以达到训练内容在生活中的泛化及应用。

2)匹配训练:以形式特性为基础的操作性课题:将两个以上物品放到合适的位置,例如:把帽子戴在头上,把牙刷放到嘴里,把两个相同的图片放在一起等。

3)选择训练:以功能特性为基础的操作性课题:即认识事物的特性和用途,建立事物类别的概念。如呈现1个示范项,给儿童2个以上选择项物品,针对示范项,让儿童在选择项中选出合适的物品,如牙刷,剪刀和帽子三套镶嵌板将其三项物品的子板给予被试,将其中一项的母板放于桌上,请被试在三项的子板中选择合适的项目放于母板中。

(3)第三阶段的训练:本阶段的儿童是事物的符号形式形成阶段。训练顺序应为:符号形式获得→言语理解→言语表达。

1)手势符号的训练:适用于言语符号的理解与表达尚未获得的儿童,或言语符号理解尚可,但表达不能完成的儿童。对儿童来说手势符号比言语符号更容易获得和理解、掌握,其可作为媒介,逐步向言语符号过渡,完成训练目标。

2)情景手势符号的训练:目的是培养儿童能够注意手势符号的存在。训练方法是采用日常的情景及游戏促进和强化。如在与别人分别时,挥挥手表示"再见",起初是由治疗师或家长帮助,后逐渐进入自发产生阶段来完成;又如朋友见面握握手表示"你好",等等。

3)事物和物品之间关系的手势符号训练:目的是理解手势符号在事物与物品之间的对应关系。

利用仿真娃娃训练事物与物品的对应关系:把仿真的玩具娃娃放于被训练儿童的面前,将帽子、袜子、手套放于娃娃面前;完成后治疗师拍打玩具娃娃的头部再拍打自己的头部,然后说"帽帽",帮助或诱导儿童选择帽子。训练中必须让儿童充分注意手势符号的存在,再过渡到儿童单独根据治疗师的手势符号进行选择。袜子,手套同样方法进行。完成后即将玩具娃娃拿走,若开始时困难,可用物品将玩具娃娃暂时遮住。若儿童选择正确,要及时给予仿真玩具娃娃相应部位的实际操作(戴帽子,穿袜子,戴手套等)进行正反馈的强化训练,并同时进行手势模仿;误反应时,要拍打玩具娃娃的相应部位,促使儿童修正。

本阶段一般来说可从实物训练(实物认物)→镶嵌板(视觉配对与理解)→言语符号(行为与图片),由低水平到高水平的发展;要注意选择项的组合,开始以身体部位区别突出的组合较好,逐渐向近类似或接近的组合过渡,利于儿童的视觉区分来完成符号的理解与记忆。

4)手势符号促进言语符号的训练:利用日常生活中出现的场景或治疗室设置的场景,结合儿童的行为,治疗师既给予言语刺激同时给予手势符号,并让儿童模仿其手势符号,并将此手势符号固定下来作为此行为及要求的手势符号。也可利用手势符号作为媒介进行短句练习,如"扔掉废纸"治疗师拿着废纸走到纸篓前将其扔掉,然后可让儿童模仿,将此短句的顺序固定下来,又如"坐下""手放下""拍手"等等。

5)言语符号的理解训练:儿童在日常生活中会接触许多的水果、蔬菜和交通工具与小动物日常用品等儿童感兴趣的词汇,从早期已学会的手势符号词汇开始,向言语符号扩展。开始可在儿童面前放2~3种物品的图片,治疗师说出物品的名称,请儿童选择,采取用手指指认或用手拿起图卡,来进行听理解训练;然后根据儿童进步的情况(注意与记忆)来增加训练图片的数目3~4张或6~9张,从而增加训练的难度;同时可采用互动游戏进行训练。

6)言语符号的口语表达训练:对能模仿言语的儿童,应促进其主动口语表达。

口语表达要与理解水平相适应。一般来说,语言理解先行于口语表达,根据儿童语言理解阶段不同,制定相应的口语表达训练目标和选择训练课题。基本顺序是从口语模仿到主动表达,再进一步到生活使用。训练过程中可用手势符号及文字符号作为辅助形式,逐渐发展到单纯用言语表达;当言语符号获得困难时,可考虑使用代偿性交流手段。

表达训练是与言语符号训练同时进行的。以儿童可理解的词汇为前提比较好,从易于构音或单音节词开始。练习(如妈妈mama等),先让其模仿单音发音(在训练早期,只要在儿童语言水平能模仿,如仅能模仿词头或词尾的音、语调等均允许),从象声词和音调词更容易训练,然后逐渐增加词汇的口语表达,注意发展同音位的发音,利用无意的发音向有意义的发音的转化,并使儿童从被动到主动发出有意义的口语。

7)扩大词汇量的训练

名词的分化与扩大:目的促进常用词汇(水果,蔬菜、小动物和交通工具,日常用品等)的同一范畴的分化学习。如把各种青菜(白菜、油菜等)的图片放在一起,对儿童进行分化学习。

动词的学习与扩大:可采用实际的动作游戏,实际生活应用和图片同时进行。如学习动词"坐":①儿童游戏时,治疗师可在旁做体态语符号(坐在椅子上)和说成人语"坐",让儿童模仿体态语并引导言语表达;②治疗师做"坐"的体态语,把椅子放于儿童面前;③治疗师发出成人语"坐",并训练儿童用体态语来表达;④治疗师做体态语,并询问"我在干什么呀?",鼓励儿童用言语表达;⑤反复训练,鼓励儿童在日常的生活中用言语(成人语)来表达要求。

形容词的训练与儿童的认知能力训练:可采用游戏和图片同时进行。如训练"红色""绿色":①在儿童面前放红色和绿色的积木,利用儿童视觉进行分辨,促进"红色""绿色"言语符号的理解,然后采用图片训练。②通过游戏来促进和强化:治疗师与儿童每人十张相同颜色的图片,进行图片跟随互动游戏,治疗师同时说出"红色""绿色"的语音,其是利用儿童的视、听、动共同参与训练来完成训练目标。③同时可让儿童模仿发音,治疗师指着卡片问"这是什么颜色?",要求儿童用言语表达。④反复练习,鼓励儿童在日常的生活中用言语表达(成人语)来形容事物的颜色。

(4)第四阶段的训练:此阶段的儿童是在扩大词汇量的基础上,其学习内容从名词到动词、形容词、量词、代词、介词等;同时并把学过的词汇组成语句,从不完整的主谓结构、动宾结构发展到主谓宾结构及简单的修饰语句等形式的训练。

1)两词句的语句训练:语句形式 ①主语 + 谓语(主谓结构);②谓语 + 宾语(动宾结构);③大小 + 事物;④颜色 + 事物。训练程序:确定构成两词句的各类词汇→能理解表示两词句的图卡→训练两词句的理解→两词句的表达及生活中的语句应用训练。

例如:训练"大小 + 事物":可选用不同大小的鞋和帽子的图片各 5 张,①在儿童面前放同一事物同一颜色不同大小的两张图片,治疗师问"哪个是大的帽子?""哪个是小的帽子?",让儿童选择,以确定儿童理解语句的能力。②并列摆放相同颜色不同大小的鞋和帽子的四张图片作为示范图,用"大的鞋""小的帽子"等的言语刺激让儿童选择相应的图片。③互动游戏:治疗师与儿童交换位置,儿童用言语发出指令,治疗师选择相应的图片。

语句的口语表达:有些儿童早期对句子的口语表达成分不能全部用成人语表达,可用手势语 + 成人语(例如:"吃"的手势符号 + "苹果"成人语)的联合训练,逐渐过渡到用口语表达完整的句子。训练中对不足的句子成分可用提问引出,如给儿童看"吃苹果"的图卡,儿童回答"苹果"时,治疗师可提问"做什么?"

2)三词句的语句训练:语句形式 ①主语 + 谓语 + 宾语;②大小 + 颜色 + 事物。训练程序:确定构成三词句的各类词汇是否理解→三词句图卡的理解训练→三词句的表达训练及生活中的语句应用训练。

例如:"哥哥吃西瓜"训练中注意训练语法规则,不能表达成"西瓜吃哥哥"。

训练方法综上所述,词句的图卡理解训练可从 1/4 单位选择逐渐过渡至 1/8 单位选择,并注意图片放置的顺序。

(5)第五阶段的训练:此阶段的儿童主要学习语句的顺序关系与规则,语句的逻辑关系能力的训练。

语句形式 ①谁追谁;②谁被谁追。训练程序:明确显示句子的内容→排列句子成分的位置及方位关系→语句的表达训练及生活中的应用训练。

例如:句子"小兔追乌龟":①在儿童面前放一张"小兔追乌龟"的大图卡,让儿童注意观察大图卡中动物位置关系。②治疗师将小图按"小兔" + "乌龟"的顺序从左到右排列,并让儿童注意小动物各自的位置;然后让儿童练习排列顺序。③训练儿童口语表达句子。在此基础上在训练中可多采用有连词、介词等的句子,并鼓励儿童在日常生活中应用已学会的句子,综合练习可用从易到难的看图说话图卡训练。

4. 文字训练 听,说,读,写都属于语言治疗的范畴。正常儿童的文字学习是在全面掌握了言语基础上再进行的学习,但对于语言发育迟缓的儿童在言语学习困难时,可将文字符号作为语言形成的媒介是一种非常有效的方法,另外还可以作为言语的代偿手段完成信息的交流与传递,因此,文字学习的导入可根据具体情况,具体病例进行。常见文字训练程序与方法有:

(1)文字字形的辨别训练:为掌握文字符号,必须能够辨别字形,可采用图片和教具。

1)辨别几何图形:作为基础学习,必须先能够辨别各种图形(10 种以上),用形状积木训练完成。

2）单字字形的辨别：让儿童先学习单个文字，如从数个文字中选出制定好的某个文字。最初可选择相似性低的文字，逐渐向相似性高的文字发展。

3）单词水平的辨别：最初选择字形及字数相似性低的单词训练，让其先看字样，然后从2个字样的单词中选出某个单词，逐渐再进行相似性高的文字辨别训练。如：小—小羊—毛巾。

（2）文字符号与字意的结合训练：当儿童能辨别1~2个音节词后可进行本阶段的训练，以文字符号与图片字义相结合完成文字的应用。

1）字 - 字匹配训练：给儿童一张文字图片，桌面放数张文字图卡，要求儿童将所拿文字图片与桌面上文字图片进行匹配。

2）字 - 图选择训练：给儿童数张文字图片，桌面放一张与数张文字有相应图案的图卡（示范项），进行文字的选择。

3）字 - 图匹配训练：给儿童一张事物图片，桌面放数张文字图片，将事物图片与文字图片进行匹配。

（3）文字符号与音声符号的结合训练：用音声语言进行文字的选择：在儿童面前放数张文字图卡，治疗师用音声语言说，让儿童指出相应的字词。再进一步，让儿童指着图卡的每一个文字与治疗师一同朗读，促进音声言语的表达。

注意选择词汇时，应从言语能够理解和构音正确的词汇开始，选择项的组合从音形、文字、字数、意义等容易辨别的开始进行组合。

（4）文字符号与意义、声音的构造性对应的结合：可进行事物图片与相应的文字用线连接的作业（点连线游戏），然后读出文字。

（5）文字训练文字符号的辅助作用：已形成文字学习的儿童有时使用文字符号作为发出信号的媒介，尤其是文字符号有助于想起音节。对照事物图片，让儿童写出文字，然后一边用手势一边指着文字一边促进用言语发出信号，逐渐做到不看文字也能用言语表达。

（6）代偿性交流训练：有明显运动障碍的儿童，最初就应考虑除言语符号外的代偿性交流的言语符号表达为第一训练目标。尤其是言语符号表达困难的B群儿童曾尝试几种措施，若所有措施均用了，仍不能形成用言语符号表达时，建议使用代偿性交流手段，如文字板、交流板等。

5. 儿童语言环境的调整

（1）语言环境对儿童语言发育的重要性：儿童语言的发育是与语言环境和家庭环境密不可分的。儿童出生后，妈妈在养育他的同时不停地丰富自然声音，并将这些自然声音变成有意义的刺激；妈妈不断用视觉、听觉、触觉等去刺激他；儿童也会用自己的方式来向妈妈传达信息。因此，儿童在言语未发育之前，很多语言运用的基础已在家庭的环境中得以实现和发展。如果儿童脱离了后天的语言环境，其语言的发育就会受到很大的影响，这种影响可能会影响其一生，甚至终生无法像正常人一样获得语言，典型的例子如猪孩。

（2）语言发育迟缓儿童语言环境的特殊需要：语言发育迟缓儿童语言的发展，单纯依靠语言训练是达不到预期效果的，语言训练的内容必须在语言环境中实践，因此家庭的养育环境也是非常重要的。如在训练中儿童学会将物品给予他人、表示要求等，在家庭环境中要充分利用所有人来强化此内容，要求家庭成员全员参与。并鼓励儿童参与到社会中，多于同龄儿童一起交流。

（3）改善和调整儿童的家庭语言环境：

1）建立良好的家庭人际关系，让儿童生活在和谐、温暖、健康的家庭环境中。

2）培养儿童良好的兴趣，养成儿童良好习惯，而不是用哭闹等手段来达到一定的目的。

3）采用适当的教育方法，发现儿童语言有问题时，可早诊断，早治疗。谨防儿童出现相关的心理问题。

【要点辨析】

1. S-S 法儿童语言发育迟缓评估量表评估的结果，就是治疗的始端，一般计划从测试结果的前一课题开始，这样利于语言发育迟儿童与训练内容的衔接。

2. 训练计划一般分近期目标和远期目标。训练 3 个月为一疗程。课题设置与儿童的语迟原因；训练状态；所位于的阶段相关，一般 30 分钟训练设置课题 2~3 个；注意力极差的儿童可设置 4~5 个课题。

【注意事项】

1. 进行个别训练即一对一训练时，应在安静、宽敞、安全、充满儿童喜爱的气氛的训练室中进行。

2. 集体训练可以在训练室内或室外进行，但要根据训练课题的要求选择合适的场地。

3. 使用的物品尽量放在治疗师手边，以方便完成课题内容。

4. 在训练时最好详细记录训练经过，及时检测训练计划的可行性，训练课题的难易度及改变刺激的条件、施行数目，以便尽快达到训练目标。

5. 一次的训练课题设定要注意课题项目的集中持续性，30~45 分钟设置 2~3 个训练课题为宜，每个课题实施数目在 5~10 次左右，水平较低病情较重的儿童施行数目可增加。

6. 根据儿童的语言发育水平、特点，对其语言行动等以直接介入直接训练为主。要注意评价结果和训练程序的一贯性，注意语言的三侧面之间的关系，即形式性侧面（符号形式—指示内容关系），内容性侧面（基础性过程），机能性侧面（交流态度）。

7. 相对禁忌证　①脑外伤后急性期；②抽搐急性期；③癫痫急性期；上面三类患儿由于一般情况尚不稳定，高强度的语言刺激训练对于患儿的临床疾病恢复有一定的不利影响，此外，由于患儿在临床状态不稳定时对于康复治疗的效果也不稳定，因此可以考虑暂缓或减轻训练强度。④听障儿童未配助听器；听障儿童语言康复治疗的前提条件是进行了正确的听觉补偿干预，因此，对于听力障碍的儿童进行语言康复必须在听觉补偿的条件下进行方为正确。

【扩展与补充】

1. **正常儿童语言发育过程的概述**　小儿出生脑重约 350~380g，1 岁约 950g，6 岁约 1200g。7~8 岁约 1400g 已经接近成人。从出生到成人脑重量及功能是逐渐增加和完善的，但是儿童时期是语言发展最快的，儿童语言发展的关键期在 0~6 岁，其中 2~3 岁多为口语发育的高峰期。用"我"这一代名词来称呼自己（如"我吃苹果"）这是儿童自我意识发展的第一个飞跃。同时（3~6 岁）幼儿的主导活动是游戏，有目的的游戏训练会帮助和促进儿童语言的发展。

（1）简单发音阶段（0~4 个月）。

（2）多音阶段（4~9 个月）。

（3）学话萌芽阶段（9~12 个月）。

（4）3 岁儿童可以掌握母语的全部发音。

世界各国婴儿最初的语音发展规律具有普性。幼儿词汇量增长趋势见表 6-1。

表 6-1　幼儿词汇量增长趋势

	3 岁	4 岁	5 岁	6 岁
词汇量	约 1000 （900~1100）	约 1600 （1500~1700）	约 2200 （2000~2500）	约 3000 （2500~3500）
年增长率	70% （50%~90%）	35% （25%~50%）	25% （12%~38%）	

2. 记忆及记忆过程　记忆是过去的经验在人脑中的反映。凡是过去感知过的事物,思考过的问题,体验过的情绪,操作过的动作,都会以映象的形式储存在大脑中,其在一定条件下,这种映象又可以从大脑中提取出来,这个过程就称为记忆。

记忆可将人过去的和现在的心理活动联系在一起,为此,人才能不断地积累知识和经验,通过分类和比较等的思维活动,认识事物的本质和事物之间的内在联系;人也可通过记忆积累自己所受到的各种各样的影响,逐渐形成了自己的个性。所以,可以说记忆是人类智慧的源泉,也是人心理发展的基石。

（1）记忆的种类:记忆可按其内容可分为形象的记忆（既感知过的事物形象的记忆）、情景的记忆（对亲身经历过的事件记忆）、情绪的记忆（对自己体验过的情绪和情感记忆）、语义的记忆（又叫语词—逻辑的记忆,即对语词概括的各种有组织的知识记忆）、动作的记忆（对身体的运动状态和动作技能记忆）。

（2）记忆过程:记忆是从识记开始的。识记是学习和取得知识经验的过程;知识经验在大脑中存储和巩固的过程是保持;从大脑中提取知识经验的过程是回忆;识记过的材料不能回忆,但在它重现时却能有一种熟悉感,并能确认是自己接触过的材料,这个过程视为再认。识记一般是记忆的开始,且是保持和回忆的前提;保持视为识记和回忆之间的中间环节;回忆是识记和保持的结果,通过回忆又是对识记和保持的检验,而且其有助于巩固以前所学的知识。

对识记过的材料既不能回忆也不能再认的现象就是遗忘。1885 年德国心理学家艾宾浩斯对学习记忆进行了大量的实验研究,其是对记忆进行实验研究的创始人。他把自己当作主试者和被试者,用无意义音节作记忆材料,证明了遗忘的进行是先快而后慢的。后人用他的实验数据画出了保持量与间隔时间关系呈负加速型的曲线,这就是著名的记忆保持曲线。

（3）记忆系统:认知心理学把记忆看做是人脑对输入信息进行编码、储存和提取的过程,并按信息的编码、储存和提取的方式不同,以及信息储存时间长短不同,将其记忆分为瞬时记忆、短时记忆和长时记忆三个系统。

1）瞬时记忆:瞬时记忆又叫做感觉记忆或者感觉登记,是指外界刺激以较短的时间一次呈现后,信息在感觉通道内迅速被登记并保留一瞬间的记忆。一般又把视觉瞬时记忆称为图像记忆,把听觉的瞬时记忆称为声象的记忆。

瞬时记忆特点:瞬时记忆为外界刺激以感觉后象的形式在感觉通道内登记,因此具有鲜明的形象性;美国心理学家斯波林用部分报告法实验证明,瞬时记忆的容量很大,但保留时间很短。一般认为,瞬时的记忆容量为 9~20 比特;图像的记忆保持时间为 0.25~1 秒,声象的记忆保持时间可以超过 1 秒,但是不会长于 4 秒;假如对瞬时记忆中信息加以注意,即可将瞬时信息转入短时记忆,否则信息会消失的。

2)短时记忆:短时记忆是指外界的刺激以极短时间一次性呈现后,能保持时间在1分钟以内的记忆。

短时记忆的特点:短时记忆其容量有限,一般为7±2,即5~9个项目。假如超过短时记忆容量,或插入其他活动,那么短时记忆就容易受到干扰,发生遗忘。为了扩大短时记忆容量,可采用组块方法,即将小记忆单位组合成为大单位。例如将单个汉字(人)变成双字的词(人民)来记忆,那记忆的容量便扩大了一倍;语言文字材料在短时记忆中多为听觉编码,即容易记住的为语言文字的声音,而不是它们的形象;短时记忆中的信息是当前正在加工的信息,因此是可以被意识到的;短时记忆的信息还可经过复述(机械复述或运用记忆术所做的精细的复述),即可将其转入长时记忆系统。

3)长时记忆:长时记忆是指外界刺激以极短的时间一次性呈现后,其保持时间在1分钟以上的记忆。

长时记忆特点:长时记忆的容量无论是在信息的种类或者数量都是无限的;长时记忆的编码包括语义编码和形象编码两类。语义编码是指用词语对信息进行加工,可按材料的意义加以组织的编码。形象编码是指以感觉映象形式对事物的意义进行的编码;长时记忆中储存的信息如不是有意的回忆的话,人们是无法意识到的。只有当人们需要借助已经有的知识和经验的时候,长时记忆储存的信息再次被提取到短时记忆中,这样才能被人们意识到;长时记忆的遗忘是因为自然的衰退,或因干扰造成的。干扰又可分为前摄抑制和倒摄抑制两种。其前摄抑制是指先前学习的材料对于识记和回忆后学习材料的干扰作用;而倒摄抑制是指后学习材料对于识记和回忆先前学习材料的干扰作用。

3. 注意的种类与注意的特征

(1)注意的种类

1)不随意注意:是没有预定目标的,其不需要意志努力就可以维持的注意,又称为无意注意。强度大的、对比鲜明的、突然出现的、变化运动的、新颖的刺激,自己感兴趣的、觉得有价值的刺激,都易引起不随意的注意。

2)随意注意:是指有预定目标,需要付出一定意志努力才能维持的注意,又称为有意注意。其是在无意注意的基础上发展起来的,是人类所特有的一种心理现象。对于学习和工作来说,它具有较高的效率,要想充分发挥有意注意的效率,就要加深对活动目的的认知,且要培养广泛的兴趣和优良意志品质,加强抗干扰的能力。

3)随意后注意:是一种既有目的,又无须意志努力的注意,又称为有意后注意,它一般是在有意注意的基础上发展而来的。开始是有意注意,通过努力地学习,既熟悉了学习的对象,又有了兴趣,这时即使不花费多大的意志努力,学习也能继续维持,这就形成了有意后的注意。

(2)注意的特征

1)注意的广度:在同一时间内,意识所能清楚地把握对象的数量,又称注意的范围。注意的范围受限于刺激的特点和刺激任务的难度等多种因素,简单的任务下注意的广度大约为7±2,即5~9个;另互不关联的外文字母的注意广度为4~6个。

2)注意的稳定性:指对选择对象的注意能稳定地保持多长时间的特性,注意维持的时间越长,注意就越稳定。但是,在稳定注意的条件下,感受性也会发生周期性的增强和减弱现象,这种现象称作注意起伏,或称注意动摇。和注意的稳定性相反的注意品质是指注意的分散。注意的分散是注意离开了心理活动所要指向的对象,而被无关的对象吸引过去的现象。

3）注意的转移：是指由于任务的变化,注意由一种对象转移到另一种对象上去的现象。注意转移的质量和速度,取决于其前后两种活动的性质和个体对这两种活动的态度。注意的转移不同于注意的分散,转移其是根据任务的要求,分散则是离开了当前的任务。

4）注意的分配：是指在同一时间内,把注意指向不同的对象,且同时从事着几种不同的活动,例如边听边做笔记,自拉自唱等。能够分配注意的条件是指,所从事的活动中必须有一些活动是非常熟练的,乃至于已经达到了自动化的程度。一般来说,所从事的几种活动之间应该有其内在的联系,即虽然不是利用同一种感觉通路,但使用了同一种心理操作来完成的。

4. 人类的学习机制　人类的学习过程大致有三种机制,即联想、强化与模仿。

（1）联想：联想是指古典的条件反射。例如巴甫洛夫在铃声——其唾液分泌实验中提出的联想概念。即每次铃声一响狗就能得到食物,经过多次反复训练后,即使没有食物,听到铃声后也会分泌唾液,于是乎狗就形成了铃声——食物的联想。

（2）强化：个体为什么能学会某种行为,或者避免另一种行为? 原来把行为后的奖赏与惩罚作为强化,既能使某种行为固定下来并可反复出现。前者是正强化,后者是负强化,相应地,其过程为正强化与负强化。通过对强化物进行适当的安排可使其某种行为出现或者不出现,不同的强化刺激就可塑造不同的行为,"其操作只是一种持续塑造过程的结果"。

（3）模仿：人类的言语习得过程是通过模仿进行社会学习的典型事例。个体之所以学会某种态度和行为往往是对其榜样模仿学习的结果。

【实训小结】

1. 简单总结本次实训课时的主要内容。

2. 请思考下面的问题:

（1）语言发育迟缓训练的注意事项?

（2）语言发育迟缓训练的核心?

（冯兰云）

七、吞咽障碍的评价

【目的与要求】

1. **熟悉** 吞咽功能的临床评估内容；吞咽功能辅助检查内容。

2. **掌握** 与吞咽有关的口颜面功能评价；反复唾液吞咽测试、饮水试验评估方法及判断标准；摄食-吞咽过程的观察内容；吞咽造影检查的操作步骤及观察内容。

3. **了解** 电视内镜吞咽功能检查、测压检查、放射性核素扫描检查、超声检查、肌电图检查、脉冲血氧定量法等检查的内容和意义。

【实训前准备】

1. 阅读《语言治疗学》(第3版)"吞咽障碍"章节的有关内容。

2. 阅读本节实训指导内容。

3. 准备报告纸、笔。

4. 三人一组，其中一人为受试者，两人为测试者。

5. 实习教室、放射科造影检查室。

【仪器与设备】

1. **用品** 桌子一张和椅子两张、杯子十个、茶匙一个、吸管一根、5ml注射器两个、计时器一个、棉签一包、纸巾一包、垃圾袋一个。

2. **食品** 温或冷开水一杯(200ml左右)、饼干两片、增稠剂或即食米糊一杯。

3. **造影用设备** 20%~60%水溶性硫酸钡混悬液一瓶；带有录像功能的、具备800mA以上功率的X线机，并自带数码相机或录像机拍摄吞咽造影过程。

4. 吸痰器一台。

【适应证】

各种原因导致的疑有吞咽障碍患者，表现为进食时有呛咳、进食时间延长、食物长时间含在口中不咽下、食物从嘴唇流出、食物难以下咽或咽下后反流、咽下后哽噎感。

【实训操作程序】

吞咽障碍评价的实训操作程序，见图7-1。

【操作要点】

(一)询问与吞咽有关的临床表现

1. **病史** 主要包括神经系统疾病史,如卒中、脑外伤、神经系统感染、脱髓鞘性神经疾病、

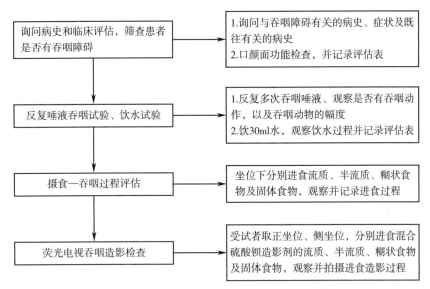

图 7-1 吞咽障碍评价的实训操作程序

老年痴呆症、帕金森病、肌萎缩侧索硬化症、重症肌无力等。其他如鼻咽癌、头颈部口腔肿瘤术后或放射治疗后、颈椎骨质增生、癔症等。获得患者的高级脑功能和意识状态,包括定向力、理解力、记忆力、计算力、判断力、分析问题、解决问题能力。了解和记录吸入性肺炎的病史,治疗经过,次数以及表现等。

2. **服药史** 镇静剂可影响患者的精神状态;利尿剂会使患者唾液分泌减少,感觉口干;肌松剂使患者肌力减退;有些药物使腺体分泌减少等的情况下也会导致或加重吞咽障碍。

3. **营养状态** 是否有贫血、营养不良及体重下降。可通过检查体重 6 个月内是否减少10%、测量三头肌皮褶厚度、上臂围以及检查血清蛋白浓度等判断是否有营养不良。

(二)与吞咽有关的口颜面功能评价

1. **直视观察** 观察唇结构及黏膜有无破损,两颊黏膜有无破损,唇沟和颊沟黏膜是否正常,硬腭(高度和宽度)的结构,软腭和悬雍垂的体积,腭、舌咽弓的完整性,舌的外形及表面是否干燥、结痂,牙齿及口腔分泌物状况等。

2. **唇、颊部的运动** 静止状态时唇的位置,有无流涎,露齿时口角收缩的运动、闭唇鼓腮、交替重复发 "u" 和"i"音、观察会话时唇的动作。咬肌是否有萎缩,是否有力。

3. **颌的运动** 静止状态时颌的位置,言语和咀嚼时颌的位置,张口时颞颌关节活动度是否正常,是否能进行抗阻力运动。

4. **舌的运动** 静止状态时舌的位置,伸舌运动、舌抬高运动、舌向双侧的运动、舌的交替运动、言语时舌的运动及抗阻运动。舌的敏感程度包括是否过度敏感及感觉消失,舌肌是否有萎缩,是否有震颤。

5. **软腭运动** 嘱患者发 "a" 音观察软腭的抬升、言语时是否有鼻腔漏气,刺激腭弓是否有呕吐反射出现。

6. **喉的运动及功能** 观察患者发音的音高、音量、言语的协调性及空吞咽时喉上抬的运动。做空吞咽检查喉上抬运动的检查方法是:治疗师将手放于患者下颌下方,手指张开,食指轻放于下颌骨下方的前部,中指放在舌骨,无名指放于甲状软骨的上缘,小指放于甲状软骨下缘,嘱患者吞咽时,无名指的甲状软骨上缘能否接触到中指来判断喉上抬的能力。正常吞咽时,甲状软骨能碰及中指(2cm)。

喉功能检查:①屏气功能检查:令患者吸气后闭气,以检查声门是否能关闭;②闭气后发声:令患者随意咳嗽,若能够随意咳嗽,说明可以自己清理声门及喉前庭的食物残渣。

(三)反复唾液吞咽测试

1. 受试者原则上应采用坐姿,检查受试者口腔内残留物,给予清除,口腔干燥的患者适当进行口腔黏膜的湿化处理(使用生理盐水擦拭或喷涂口内黏膜上)。

2. 检查者将手指放在患者的喉结及舌骨处,让其尽量快速反复吞咽,喉结和舌骨随着吞咽运动,越过手指,向前上方移动再复位,确认这种上下运动,下降时刻即为吞咽完成时刻。

3. 记录在 30 秒内患者吞咽的次数和动度。

(四)饮水试验

1. 受试者原则上取坐位,嘱受试者像平常一样用杯子喝下 30ml 水。

2. 观察和记录饮水时间、下咽次数、有无呛咳、饮水状况等。

3. 记录患者是否会出现下列情况,如啜饮、含饮、水从嘴唇流出、边吃边要勉强接着喝、小心翼翼地喝等。

4. 分级及判断　见表7-1。

表 7-1　饮水试验分级及判断标准

分级	判断
Ⅰ. 可一次喝完,无噎呛	正常:Ⅰ级,5秒内完成
Ⅱ. 分两次以上喝完,无噎呛	可疑:Ⅰ级,5秒钟以上完成;Ⅱ级
Ⅲ. 能一次喝完,但有噎呛	异常:Ⅲ、Ⅳ、Ⅴ级
Ⅳ. 分两次以上喝完,且有噎呛	
Ⅴ. 常常呛住,难以全部喝完	

(五)摄食—吞咽过程的评估

1. **配备下列四种食物**　①流质:如水;②半流质:加入增稠剂或蜂蜜调制成半流状态的水;③糊状食物:加入增稠剂或将米粉调制成较浓的糊状食物;④固体:如饼干,需要患者具有较好的咀嚼力。

2. **受试者进食**　取坐位,开始时使用糊状食物,逐步使用流质、半流质,然后过渡到固体。容量开始为 1/4 茶匙,约 2.5ml,再逐步增至半茶匙(约 5ml)、一茶匙(约 10ml),最后至一匙半(约 15ml),进食液体顺序为从使用匙、杯到使用吸管。整个评估时间约 20~30 分钟。

3. **从下列几个方面进行观察评估**

(1)是否对食物认识障碍:给受试者看食物,观察其有无反应。将食物触及其口唇,观察是否张口或有张口的意图。意识障碍的患者常有这方面的困难。

(2)是否入口障碍:三叉神经受损患者舌骨肌、二腹肌失支配张口困难,食物不能送入口中;面神经受损时口轮匝肌失支配,不能闭唇,食物往口腔外流;鼻腔反流是腭咽功能不全或无力的伴随症状。

(3)进食所需时间及吞咽时间:正常的吞咽包括了一些要求肌肉精确控制的复杂的运动程序,这些运动快速产生,仅需要 2~3 秒把食物或液体从口腔送到胃中,吞咽困难时吞咽时间延长。

（4）送入咽部障碍：主要表现为流涎、食物在患侧面颊堆积或嵌塞于硬腭、舌搅拌运动减弱或失调至使食物运送至咽部困难或不能。

（5）经咽部至食管障碍：主要表现为哽噎和呛咳，尤其是试图吞咽时尤为明显，由环咽肌不能及时松弛所致。其他症状包括鼻腔反流、误吸、气喘、每口食物需吞咽数次、吞咽反射启动延迟、咽喉感觉减退或丧失、食物残留在梨状窝、声音嘶哑或"湿音"、构音障碍、呕吐反射减退或消失、痰增多。声音嘶哑、"湿音"常提示误吸的可能性。

通过完善以上各项检查，可对患者的"摄食—吞咽障碍等级"进行评定（表7-2），并把总体评定结果记录于临床吞咽功能检查表（表7-3）。

表7-2　摄食—吞咽功能等级评定表

Ⅰ. 重度 无法经口腔进食，完全辅助进食	吞咽困难或无法进行，不适合吞咽训练 误咽严重，吞咽困难或无法进行，只适合基础性吞咽训练 条件具备时误咽减少，可进行摄食训练
Ⅱ. 中度 经口腔和辅助混合进食	可以少量、乐趣性地进食 一部分（1~2餐）营养摄取可经口腔进行 三餐均可经口腔摄取营养
Ⅲ. 轻度 完全口腔进食，需辅以代偿和适应等方法	三餐均可经口腔摄取吞咽食品 除特别难吞咽的食物外，三餐均可经口腔摄取 可以吞咽普通食物，但需要临床观察和指导
Ⅳ. 正常 完全口腔进食，无需代偿和适应等方法	摄食 - 吞咽能力正常

（藤岛一郎，1993）

表7-3　临床吞咽功能评估记录表

姓名：　　年龄：　　性别：　　床号：　　科室：　　住院号：　　联系电话：

临床诊断：　　　　　　影像学诊断：　　　　　　发病日期：

主观资料（S）：
诊断 / 主要病史和体格检查概况_____
既往言语语言病理治疗_____
疼痛报告_____

既往的疾病史：
□ 慢性阻塞性肺病,肺气肿,哮喘或其它呼吸道问题
□ 胃食管反流性疾病
□ 哽噎感
□ 短暂性缺血发作,脑血管意外
□ 其他神经疾病_____
□ 认知障碍

□ 手术史_____

□ 化疗 / 放疗

□ 误吸 / 吸入性肺炎

□ 气管套管存在或其他影响吞咽的情况_____

□ 其他_____

病人的主诉：_____

目前影响吞咽功能的药物使用情况_____ □ 无 / 有

症状的发生：□ 突然　□ 逐渐：开始_____ 接着_____

症状：□ 进食固体差　□ 进食液体差　□ 疲劳时差　□ 口腔期出现症状

□ 导致体重减轻　□ 其他_____

客观资料（O）：

意识水平：清醒　嗜睡　昏迷

认知 - 语言情况：□ 需更进一步评估　□ 不需评估

口腔 / 颜面检查

呕吐：□ 完整　□ 缺失

咳嗽：□ 强烈　□ 弱　□ 缺失　　咳嗽反应时间：□ 马上　□ 推迟

清嗓：□ 强烈　□ 弱　□ 缺失　　清嗓反应时间：□ 马上　□ 推迟

声音质量：□ 沙哑　□ 带呼吸声　□ 湿润　□ 咯咯声

唇运动：□ 流涎 a b c d e　□ 唇缩 a b c d e　□ 鼓腮 a b c d e　□ 唇拢 a b c d e

下颌运动：□ 下垂 a b c d e　□ 咀嚼运动 a b c d e

舌运动：□ 伸舌 a b c d e　□ 舔上唇 a b c d e　□ 舔下唇 a b c d e

　　　　□ 摆左 a b c d e　□ 摆右 a b c d e

软腭运动：□ 提升 a b c d e　□ 咽反射 a b c d e

语言：□ 构音障碍　□ 失语症　□ 无异常　□ 需要进一步评估

进食检查：

进食场所：_____

进食体位：躯干位置_____ 头部位置_____

帮助方式：_____

食物选择：□ 冰块　无需检查 / 正常范围 / 损伤　记录（请描述）_____

□ 水　无需检查 / 正常范围 / 损伤　记录（请描述）_____

□ 浓汤　无需检查 / 正常范围 / 损伤　记录（请描述）_____

□ 固体　无需检查 / 正常范围 / 损伤　记录（请描述）_____

□ 稠的液体　无需检查 / 正常范围 / 损伤　记录（请描述）_____

□ 混合物　无需检查 / 正常范围 / 损伤　记录（请描述）_____

一口量（ml）：_____

食物放入口中位置：_____

吞咽模式：_____

吞咽时间：_____

吞咽动作：_____

喉活动度：_____

咳嗽力量：_____

口腔残留/量：_____

食物反流：_____

呛咳：_____

吞咽后声音的变化：_____

咽部残留感：_____

咳出的痰中是否带有所进食的食物：_____

饮水试验：□ Ⅰ　□ Ⅱ　□ Ⅲ　□ Ⅳ　□ Ⅴ

吞咽障碍的分级：□ Ⅰ　□ Ⅱ　□ Ⅲ　□ Ⅳ　□ Ⅴ

评估（A）：

□ 病人没有临床误吸的症状或体征

□ 病人存在明确的临床误吸体征

□ 病人存在（□ 严重　□ 中等　□ 轻微）的口腔期吞咽困难

□ 病人存在（□ 严重　□ 中等　□ 轻微）的咽腔期吞咽困难

□ 其他：_____

预后（选一项）：□ 很好　□ 好　□ 一般　□ 差

影响因素：_____

计划（P）：

1. □ 不能经口进食,改变营养方式：_____

□ 不能经口进食,需进行进一步检查:□ 纤维电子喉镜吞咽检查（FEES）

□ 吞咽造影检查（VFSS）

□ 不能经口进食,在_____天内重复的临床评估

□ 能经口进食以下食物:□ 冰块　□ 水　□ 浓汤　□ 稠的液体　□ 混合物

2. □ 需要进行吞咽治疗_____次/周,持续_____周,目标如下：

□ 增加口腔吞咽的运动功能

□ 增加病人吞咽过程中的气道保护功能

□ 增加咽的功能

□ 提供给病人或照顾者安全的吞咽技巧

□ 其他：_____

3. 病人及其照顾者的教育:□ 根据治疗提供了建议与教育

□ 其他：_____

治疗师签名：_____

日期：_____

　　通过上述评估,检查者需要回答下列问题：①患者采取何种姿势吞咽最适合；②食物放于口中的最佳位置是哪里；③最容易吞咽的是哪种食物；④患者吞咽异常的可能原因；⑤需要进一步完善哪些检查。

（六）电视荧光吞咽造影检查（video fluoroscopic swallowing study, VFSS）**的操作步骤及观察内容**

　　1. 检查设备及地点　在放射科内,用带有录像功能的、具备功率在 800mA 以上的 X 线机,对吞咽的过程进行动态透视检查,可记录吞咽时从口腔准备期到食物进入胃的动态变化情况。

2. 检查程序

（1）准备工作：①清洁口腔、排痰、适当的口腔内按摩、颈部旋转运动、发声、空吞咽等吞咽准备运动。②调制造影食物备用：用浓度为 20%~60% 水溶性硫酸钡混悬液或含碘造影剂如碘海醇注射液等，与增稠剂进行调配，配制出 4 种不同性状的含造影剂的食物：液体（纯造影剂，不加增稠剂或米粉，像水一样）、稀糊状（蜂蜜状或酸奶状）、浓稠糊状（米糊或芝麻糊状）、固体（饼干），并分别标上 1、2、3、4 号。③将受试者置于 X 光机床上，摆放适当体位。一般取侧位和前后站立位，如不能站立，也可采用侧坐位和前后坐位；如患者无力，不能坐站，则可以将患者用固定带固定在 X 光机检查台上。

（2）进食显影食物：每口的食物量一般由 1ml 起，逐渐加量，原则上先液体，后糊状和固体，从一匙开始，如无问题逐渐加量。

（3）观察并录像：一般选择正位和侧位观察，其中左前或右前 30 度直立侧位，颈部较短者此位可更清晰地显示造影剂通过环咽肌时的开放情况。观察不同性状食物是否产生异常症状，发现障碍后，用哪种补偿方法有效。补偿方法包括调节体位、改变食物性态、清除残留物等。

3. 主要观察的信息

（1）正位像：主要观察会厌谷和单侧或双侧梨状窝是否有残留，以及辨别咽壁和声带功能是否对称。

（2）侧位像：主要确定吞咽各期的器官结构与生理异常的变化。包括咀嚼食物、舌头搅拌和运送食物的情况、食物通过口腔的时间、舌骨和甲状软骨上抬的幅度、腭咽和喉部关闭情况、时序性、协调性、肌肉收缩力、会厌软骨放置、环咽肌开放情况、食物通过咽腔的时间和食管蠕动运送食团的情况等。还要观察有否下列异常表现，包括滞留、残留、反流、溢出、渗漏、误吸等。

通过评估，整理 VFSS 主要评价项目记录如表 7-4。

表 7-4　VFSS 检查记录表

部位	侧面像	正面像
口腔	吞入	左右对称
	口腔内保持	残留部位
	残留部位	
	咀嚼	
	食块形成	
	往舌后部、咽部吞送	
	口腔通过时间	
咽部	吞咽反射	声门、声门前庭闭锁
	软腭运动	食团通过的左右差异
	舌根运动	环咽肌开放
	舌骨运动	残留：梨状窝、会厌谷
	喉部上抬	
	咽部蠕动	
	环咽肌开放	

续表

部位	侧面像	正面像
咽部	残留:梨状窝、会厌谷	
	误吸	
	咽部通过时间	
食管	蠕动	蠕动
	食管残留	食管残留
	通过时间	通过时间

【要点辨析】

1. 口—颜面功能评价中,如果被检查者无法听指令完成动作,检查者可做动作示范,让被检查者模仿动作完成检查。并整理记录于临床吞咽功能检查表中。

2. 反复唾液吞咽试验中,当被检查者口腔干燥无法吞咽时,可在舌面上注入约 1ml 水后再让其吞咽。高龄患者 30 秒内完成 3 次即可。对于患者因意识障碍或认知障碍不能听从指令的,反复唾液吞咽试验执行起来有一定的困难,这时可在口腔和咽部做冷按摩,观察吞咽的情况和吞咽启动所需要的时间。

3. 饮水试验记录饮水的时间(水在口中到咽下的时间) 根据评定标准,即使一口能饮完 30ml,没有呛咳,但饮水时间延长超过 5 秒,是吞咽障碍的表现。患者饮水能否一次饮完,如果不能,可分次饮,连续 2 次有呛咳,则停止继续饮水,并对其进行分级判断。如饮用一口水就呛住时,可休息后再进行,两次均呛属异常,需要终止检查。饮水试验不但可以观察到患者饮水的情况,而且可以作为能否进行吞咽造影检查的筛选标准。

4. 吞咽障碍 VFSS 观察要点及表现

(1)滞留(pooling):吞咽前,内容物积聚在会厌谷或梨状窝时的状况。

(2)残留(residuals):吞咽完成后内容物仍留在会厌谷或梨状窝的状况。

(3)溢出(spillage):在会厌谷或梨状窝的内容物积聚超过其容积,溢出来的状况,通常情况下会溢入喉前庭,称之为渗透(penetration)。

(4)误吸(aspiration):食物或液体通过喉前庭进入气道、肺的状况。以声门为界,若食物或液体停留在喉前庭,称之为渗透。

(5)时序及协调性(timing & coordination):吞咽过程中,口、咽、食管三者之间的相互关系及吞咽时间不协调,严重者出现反流。

(6)环咽肌功能障碍(cricopharyngeus dysfunction,CPD):通常指环咽肌不能及时松弛或发生肌肉痉挛,临床典型症状是进食后出现食物反流,不能下咽,或咽下后剧烈呛咳,为食物流入气管所致。包括三种状态:①松弛/开放缺乏。吞咽造影可见会厌谷和梨状窝有食物滞留和残留,咽腔底部有大量食物聚集,造影剂呈现"鸟嘴征"的典型形态,食团不能通过食管上段入口进入食管中(未见食物流线)。食物溢入喉前庭,经气管流入肺中。②松弛/开放不完全。吞咽造影除可见会厌谷和梨状窝有食物滞留和残留外,患者经反复多次吞咽后,少许食物才能通过食管上段入口进入食管中,食物进入食管入口后的流线变细,并有中断,咽腔底部食物积聚过多。③松弛/开放时间不当。表现为吞咽动作触发后,环咽肌能开放,但开放时间不协调。

【注意事项】

1. 临床一般情况较差、神志不清、严重心肺功能异常、病情不稳定患者禁做该检查。

2. 重度认知障碍不能配合者,视患者情况选做该检查;如患者不能像平常一样用杯子饮水,或因认知障碍或功能障碍较严重,不能主动饮水,可用茶匙喂水,饮用一茶匙水就呛住时,可休息后再进行。

3. 检查过程中患者出现严重呛咳,应中止检查。

4. 检查过程中要注意观察患者的反应和生命体征,特别是血压、呼吸、脉搏的变化。

5. 备好吸痰器,如有需要,准备随时吸痰。

6. 检查前应让患者或患者家属签署知情同意书,把检查中可能发生的情况告知患者及家属。

7. 患者一般情况良好,能够坐起,是理想的检查体位;虽然患者体质较衰弱,但能坐于有高靠背、有扶手的椅子上,也可在坐位下检查;如果不能坐起,则不要勉强,可采用半坐卧位检查。

8. 吞咽造影检查过程中,如患者不能独坐或站立,则可以将患者用固定带固定在 X 线机检查台上。

【扩展与补充】

(一)吞咽的正常生理

吞咽(swallowing)是人类最复杂的行为之一。吞咽障碍(dysphagia)是由于下颌、双唇、舌、软腭、咽喉、食管括约肌或食管功能受损,不能安全有效地把食物由口送到胃内取得足够营养和水分的进食困难。由此可见,经到胃的通道中,任何疾病均可引起吞咽障碍,如口咽腔、食管肿瘤等占位性病变,化学性烧灼伤,咽部肌无力等。一般来说,吞咽过程分为口腔准备期、口腔期、咽期、食管期。

1. 口腔准备期 口腔准备期是指摄入食物到完成咀嚼的阶段,主要是纳入食物、对食物加工处理。在口腔期的早期,食块被放置在舌上,这期要求有完好的口唇闭合功能,舌的活动能力及有力的咀嚼肌配合。咀嚼不仅能改变食块性状,也能刺激唾液分泌,没有咀嚼将导致吞咽延迟和困难。食物一旦被放在适当的位置,它将被一个注射般的运动推入咽部。在口腔的准备期,咽部与喉部处于静止状态,在此期,气道开放且鼻呼吸持续存在。唇维持闭合状态以防止食物由口漏出。颊部肌肉紧张。这可防止食物积聚。口腔准备和口腔期的持续时间长短不一。假如口部的控制和协调能力差,将导致一部分食块在吞咽开始之前就过早滑入了咽部,引起误咽。

不同性状食物在本期有不同处理方法:①液体等不需在口腔内进一步处理加工的食物,原样经舌背进入食团形成阶段;②蜂蜜等高黏度食物和粥粉等半固体食物是用舌和腭来挤压推送;③固体食物则通过下颌的咀嚼运动,舌部的协调,脸颊运动引起的搅拌、粉碎、研磨、唾液混合等,被处理成可吞咽的食团。

2. 口腔期 口腔期是指咀嚼形成食团后运送至咽部的阶段,主要是食团的形成和运送到咽部。吞咽的口腔期一旦开始,舌尖即开始向舌上方运动,舌与硬腭的接触面扩大至后方,把食团挤压向后送,几乎与此同时,软腭开始提高,舌后部下降,舌根稍稍前移,食团被挤压开始流入咽部。软腭随之上升,与向内前方突出的咽喉壁(Passivant 靠垫)相接,封锁上咽与中咽的间隙,形成鼻咽腔闭锁。口腔期完成时间一般少于 1~1.5 秒,随着食团黏稠度增加,时间随之稍微增长。一旦食团到达舌后部并通过咽弓,吞咽动作则变为反射性行为,不再受意志的控制。在舌的驱动力(或称为舌投入动作或推进动作)作用下将食团推入咽部时,口腔期结束,咽期开始。

吞入食团的量随着食物的黏稠度而改变。①稀流质,可从 1ml(唾液食团)到 17~20ml(用杯子喝水)。②当食团黏性增加时,吞咽的最大量随之下降。果冻平均可吞入 5~7ml,较浓稠的马铃薯泥则为 3~5ml,肉则平均为 2ml。如果大量浓稠食物放在口中,经舌搅拌后再细分,把细分出来的部分先形成要被吞咽的食团,其他部分则放在口内一侧,等待之后的吞咽。当食物黏稠度增加时,需要较大的挤压力和较多的肌肉参与活动。③降低食物的黏稠度能使食团较容易通过咽部,特别是通过上食管括约肌。

总而言之,正常的口腔期①需要完好的双唇肌肉力量,确保适当的密闭,阻止食物从口腔流出;②需要很好的舌运动,将食团往后推送;③需要完好的两侧颊肌运动,以控制食物不残留于两侧颊沟;④需要正常的腭肌功能确保顺畅的呼吸。如果在以上某一个功能结构异常,将导致不同程度的吞咽障碍。

3. **咽期** 此期吞咽动作开始于食团进入咽部,结束于环咽肌松弛,食团进入食管。咽期是吞咽的最关键时期;气道必须闭合以防止食团进入呼吸系统。许多功能活动以同步的方式极快地发生。此期运动属非自主性的,不受随意控制,它一旦启动,是不可逆的。如果没有完好的喉保护机制,误咽或误吸最容易发生在这一期。正常情况下,通过下述一系列生理活动提供保护,避免发生食物渗入到喉和误咽:①会厌覆盖在喉开口的上端,声带关闭,喉上抬和向前移动,使喉被置于舌根下;②同时因以上结构的牵拉使上段食管括约肌扩张,增加了咽腔的容积,这时可以进行吞咽食团;③食团被舌和咽部的咽缩肌向前推进也是一个重要因素。食团通过咽部仅持续约 1 秒。在正常情况下,舌、软腭及一部分上部咽缩肌也能封闭口腔和鼻腔以防止反流。

咽期吞咽的启动是本期的重要方面。舌根与下颌骨下缘相交的任一点均可视为咽期的吞咽启动点。所有年龄层次的人,在口腔期舌头推动食团,食团的头部到达此点时,口腔期随即结束,咽期吞咽即启动。

口腔里要有食物、液体或是唾液,才能诱发咽期吞咽的启动点产生吞咽,否则无法产生吞咽。如:连续的干吞咽后,很难再继续吞咽。正常的咽期吞咽需要主动吞咽意识与启动咽期吞咽的参与,两者缺一不可,若仅有一种机制存在,是无法产生正常经口进食过程中所出现的规律与即时的吞咽动作。只有启动咽期吞咽,才可能产生咽期生理活动。如果只有口舌部把食团往后推送,而没有启动咽期吞咽,那么,食团将会被舌头推到咽部,停留在会厌谷或梨状窦;食物如果是液体,将会溢入开放的呼吸道;如果是浓稠食物,将会从会厌谷流出,到杓会厌皱襞,进入梨状窝,或掉入呼吸道。此时要靠咳嗽才能咳出食物,这些吞咽障碍的异常表现详见吞咽造影异常所述。

咽期吞咽起于咽部期吞咽的启动。咽部期吞咽启动后,将带动一系列的生理活动,包括:

(1)软腭上抬与后缩而完全闭锁腭咽,阻止食物进入鼻腔:正常吞咽者腭咽闭锁和舌骨与喉的上抬前移几乎是同时发生。腭咽闭锁可增加咽部的压力,若其他所有咽部吞咽生理(特别是舌根和咽壁的移动与接触)皆正常,即使没有腭咽闭锁,功能性的吞咽亦可完成。

(2)舌骨和喉部上抬以及前移:①上抬可关闭呼吸道入口,正常人舌骨上抬约 2cm。②喉前移可使食管上括约肌打开。③喉部的上抬以及前移,使会厌基部增厚协助喉前庭闭合;扩大咽部;在下咽部产生真空,向下推进食团;松弛环咽肌。

(3) 喉部闭合:喉部闭合始于声带,继而延伸至喉前庭。闭合的产生是由下到上的,可将漏入喉部内的食物由喉前庭推至咽部,预防误吸的发生(例如食物、液体等等,进入到呼吸道真声带上面的地方)。当呼吸道的前庭闭合时,杓状软骨会有向下、往前及内缩的摇摆动作,促使喉部的通道缩小。同一时间,喉部将上抬与往前拉,上抬会使会厌基部增厚,协助喉前庭的闭合。正常人单次吞咽,呼吸道闭合时间约 0.3~0.6 秒,用杯连续饮水,呼吸道闭合时间超过 5 秒。

(4) 舌根下降和后缩与前突的后咽壁接触,闭锁上咽腔,增加咽部推动食团的动力,防止食物重新进入口中。

(5) 咽部收缩肌规律地由上到下收缩,控制食团的前进:三个因素造成食物向下运动:①"咽舌部"的推进作用;②咽缩肌群的挤压作用,而且在吞咽时咽缩肌群进行的收缩活动中,这些肌肉收缩的速度和启动时间比收缩的力量更为重要;③咽部呈现负压,与食团中或其上方正压相比,食管应呈现较低压力。一旦 UES(上食管括约肌)开放,将使食物直接进入食管内。

(6) 会厌反转,覆盖喉前庭:这样可以一来保护气道;二来在会厌两侧形成"滑道"使食物向下滑落;三是使食团绕道进入梨状隐窝。有些人认为,由舌产生的推进力(也称为舌驱动力)是其中的最重要的因素,因其在上咽部产生压力。

(7) 环咽肌开放,使食团进入食管:环咽肌与下方颈段食管环行肌共同构成上段食管括约肌(upper esophageal sphincter,UES),上段食管括约肌为长度为 3~5cm 的高压带。环咽肌在咽部的缩肌中是独特的。生理状态下,在其他咽部缩肌休息放松时,环咽肌保持连续张力性收缩,其作用是关闭食管入口,防止食物由食管反流入咽部。当在咽期未让食团通过时,嗳气(打嗝)或呕吐期间可呈正常生理性放松状态。尽管目前对此过程不甚明了,但下列三个因素影响环咽肌的开放:①受迷走神经支配;②通过喉部的上抬以及前移牵拉肌肉使其开放;③咽缩肌收缩形成咽部缩窄压力挤压食团被动启动开放。

如果咽缩肌无力,咽部推进食团的力量下降,食块较难通过 UES。如果咽肌不协调,当 UES 在吞咽过程中处于紧张状态而无法放松(失弛缓)时,将会发生吞咽的协同困难,食物容易反流。如果吞咽时喉部的上抬以及前移运动不足或不能,将导致环咽肌开放不完全或完全不开放。如果支配环咽肌的迷走神经功能障碍,也严重影响环咽肌的开放。这几种情况都可导致全部或部分食团滞留在咽部并且在吞咽后引起误咽。

4. 食管期 食管期是食物通过时间最长的一个期,它于喉部下降,环咽肌开放开始,食物经贲门进入胃内结束,持续约 6~10 秒。在重力作用下,一系列复杂的蠕动波后将食团运送到胃内。下段食管括约肌也是个高压区,像环咽肌一样,它舒张时允许食团向下移动。食管疾患可导致食物反流回咽部,从而造成误吸。

以上各期中,仅在口腔准备期和口腔期受意识控制,咽期和食管期完全由反射调节。吞咽的神经学结构相当复杂,就如它所调节的过程一样。吞咽过程的调节需要以下几个要素:①来自周围和中枢神经系统的感觉传入;②一个或几个中枢性协调中心;③一个这些系统反馈回来的运动反应。一般的调节过程如下述:来自周围神经系统的感觉传入冲动主要通过第 V、Ⅶ、Ⅸ 和 Ⅹ 对脑神经的传入,感受器也可通过其他几种方式感觉,包括味觉、流动觉和压力觉。舌根与下颌骨下缘相交的吞咽启动点、咽峡、咽部和喉后壁是引起吞咽反射最有效刺激的关键部位。脑皮质和皮质下通路调节着吞咽反射的阈值。脑干吞咽中枢接受传入冲动,使它转化为一个能被执行的反应,并传导这种反应。而吞咽只是被执行来自这些中心信息的反应之一。

来自于吞咽中心的传出冲动经过第Ⅴ、Ⅶ、Ⅸ、Ⅹ和Ⅻ对脑神经的神经核,随后到它们所支配的肌肉,产生反射性的功能活动。

（二）其他常用的辅助检查

1. **电视内镜吞咽功能检查**（videoendoscopy swallowing study,VESS）　电视内镜吞咽功能检查,是使用喉镜,经过咽腔或鼻腔观察下咽部和喉部,直接在直视下观察会厌软骨、杓状软骨、声带等咽及喉的解剖结构和功能状况,如梨状窝的泡沫状唾液潴留、唾液流入喉部的状况、声门闭锁功能的程度、食管入口处的状态、有无器质性异常等。还可以让病人吞咽经亚甲蓝染色技术染成蓝色的液体、浓汤或固体等不同黏稠度的食物,可更好地观察吞咽启动的速度、吞咽后咽腔（尤其在会厌谷和梨状窝）残留,以及是否出现会厌下气道染色,由此评估吞咽能力及估计吸入的程度。

联合应用电视内镜对吞咽的解剖结构、运动功能和咽喉感觉功能进行测定,能对吞咽的运动和感觉功能进行较全面的评估;VESS能提供高效和可靠的吞咽障碍处理策略,包括对患者最初摄食状态的建议、确定何时恢复经口腔摄食以及使用何种性质的食物以达到最佳的吞咽;VESS能在床边、甚至ICU中进行,不接触放射线辐射。但VESS着重于对局部的观察,对吞咽的全过程、解剖结构和食团的关系以及环咽肌和食管的功能等方面得到的信息不多,需要VFSS及其他检查的补充。

2. **测压检查**（manometry）　测压技术是目前唯一能定量分析咽部和食管力量的检查手段。由于吞咽过程中咽部期和食管期压力变化迅速,使用带有环周压力感应器的固态测压导管进行检查。每次吞咽过程,压力传感器将感受到的信息传导到电子计算机进行整合及分析,得到咽收缩峰值压及时间、食管上段括约肌（upper esophageal sphincter,UES）静息压、松弛率及松弛时间。根据数据,分析有无异常的括约肌开放、括约肌的阻力和咽推进力。

3. **放射性核素扫描检查**（bolus scintigraphy）　通过在食团中加入半衰期短的放射性核素如99m锝胶态硫,用伽玛照相机获得放射性核素浓集图像,从而对食团的平均转运时间及清除率即吞咽的有效性和吸入量作定量分析,并且可以观察到不同病因所致吞咽障碍的吞咽模式。

4. **超声检查**（ultrasonography）　超声检查是通过放置在颏下的超声波探头（换能器）对口腔期、咽期吞咽时口咽软组织的结构和动力、舌的运动功能及舌骨与喉的提升、食团的转运情况及咽腔的食物残留情况进行定性分析。超声检查是一种无射线辐射的无创性检查,能在床边进行检查,并能为患者提供生物反馈治疗。与其他检查比较,超声检查对发现舌的异常运动有明显的优越性,尤其在儿童患者中。但是,超声检查只能观察到吞咽过程的某一阶段,而且由于咽喉中气体的影响对食管上括约肌的观察不理想。

5. **肌电图检查**　用于咽喉部的肌电图检查一般使用表面肌电图（surface electromyography,SEMG）,即用电极贴于吞咽活动肌群（上收缩肌、腭咽肌、腭舌肌、舌后方肌群、舌骨肌、颏舌肌等）表面,检测吞咽时肌群活动的生物电信号。口咽部神经肌肉功能障碍是吞咽障碍的主要病因,SEMG可以提供一种直接评估口咽部肌肉在放松和收缩引起的生物电活动的无创性检查方法,并且能鉴别肌源性或神经源性损害,判定咀嚼肌和吞咽肌的功能,同时可以利用肌电反馈技术进行吞咽训练。

6. **脉冲血氧定量法**（pulse oximetry）　吞咽障碍患者大约有1/3会将水和食物误吸入呼吸道,其中40%的患者吸入是无症状的。近年来,除了使用内镜及X线检查患者有无发生误吸外,越来越多研究人员提倡应用脉冲血氧定量法。脉冲血氧定量法无创伤、可重复操作,是一种较可靠的评估吞咽障碍患者吞咽时是否发生误吸的方法。但是由于血氧饱和度受多种因素影响，因此当用于检测老年人、吸烟者、慢性肺部疾病患者时需要谨慎、综合地考虑其结果。

【实训小结】

1. 总结吞咽障碍患者在治疗前的评价和检查流程。
2. 书写一份吞咽障碍患者的评价报告。

（郭艳芹）

八、吞咽障碍的治疗

【目的与要求】

1. **掌握** 吞咽器官包括唇、下颌、舌、面部及颊部、软腭及声带闭合运动控制、强化肌群力量及协调性训练方法。

2. **掌握** 吞咽辅助手法、摄食直接训练、感觉促进综合训练方法。

3. **熟悉** 低频肌电刺激治疗仪（例如 VitalStim 刺激治疗仪）的操作方法。

【实训前准备】

1. 阅读《语言治疗学》（第 3 版）"吞咽障碍"章节中第四节"吞咽障碍的治疗"相关内容。参考书为人民卫生出版社 2017 年 5 月出版的《吞咽障碍评估与治疗》（第 2 版）第九章"吞咽障碍的治疗性训练"。

2. 阅读本节实训指导内容。

3. 准备用物

（1）口腔器官运动训练：镜子、毛刷、冰块、压舌板、带线的纽扣、一次性薄膜手套、一次性口罩、无菌纱布、开口器、吸管、导管球囊、舌压抗阻反馈训练仪。

（2）口腔器官感觉训练：冰棉签、K 勺、改良振动棒、纱布。

（3）咽喉部功能训练：吸管、小镜子、发声笛。

（4）呼吸训练：1~2kg 砂袋、三球仪呼吸训练器、12 级别气笛。

（5）球囊扩张术所需的物品：14 号乳胶球囊导尿管、水、10ml 注射器、纱布。

4. 两人为一组，分别为治疗者与受治者。

5. 实习教室 安静整洁，无干扰。

【仪器与设备】

吞咽障碍电刺激治疗仪如 VitalStim 电刺激治疗仪、开口器、舌钳子、冰箱。

【适应证】

1. 唇、下颌、舌、面部及颊部、腭咽闭合运动控制、力量及协调能力差所致吞咽障碍的患者。

2. 咽和喉功能障碍引起咽期吞咽障碍的患者。

3. 吞咽反射触发迟缓及声门关闭功能下降的患者。

4. 颈部做了全程放射治疗引起气道关闭功能减退的患者。

5. 吞咽过程中舌根后缩力量差的患者。

6. 环咽肌开放不全、吞咽过程时序性紊乱。

7. 各种原因所致神经性吞咽障碍，以及头、颈、肺癌症术后、面、颈部肌肉障碍所引起的吞咽障碍。

8. 运动和协调性降低所致的生理性吞咽障碍。

9. 先天性狭窄、术后吻合口狭窄、化学灼伤性狭窄、肿瘤放疗后单纯瘢痕行狭窄、贲门失弛缓症及脑卒中所致环咽肌失弛缓所致吞咽障碍。

10. 吞咽失用、食物感觉失认、口腔期吞咽延迟起始、口腔感觉降低、轻型延髓麻痹性缄默症。

【实训操作程序】

吞咽障碍训练操作简易流程,见图 8-1。

【操作要点】

(一)口腔器官运动训练

1. 下颌、面部及颊部练习

(1)主动练习:"面对着我,像我这样慢慢地尽量大做张口、闭口、鼓腮、吸吮;下颌向前、后、左、右移动至最大,维持 5 秒,然后放松,(示范 3 次)准备好,开始。"受治者面对镜子重复做 10 次。夸张地做咀嚼动作 10 次。发音练习:张开口说"呀",动作要夸张,然后迅速合上,重复做 10 次。紧闭嘴唇,鼓腮,维持 5 秒,放松,再作将空气快速地在左右面颊内转移,重复做 5 到 10 次。

(2)咀嚼肌力低下训练方法:治疗者可用毛刷或冰块在下颌关节处做 3~5 秒的来回刷动。每次要小于 3 秒,休息 2~3 秒后再进行下一次,刺激 1 分钟,诱发肌肉收缩。也可用右手食、中、示指轻叩下颌关节,促进前拉下颌、张下颌运动。动作范围不足时治疗者可辅助完成。

(3)咀嚼肌痉挛训练方法:①可以将压舌板或开口器缠纱布插入治疗者切牙间令其咬住。逐渐牵张下颌关节使其张口持续数分钟至数十分钟不等。治疗者也可双手拇指缠纱布伸人受治者臼齿间进行牵张,缓解肌痉挛。②治疗者用掌根轻柔按摩受治者咬肌,也可用电动牙刷套上指套在口腔内颊部进行按摩,然后在咬肌附着点持续加压使这些肌肉放松,再做开口、闭口抗阻运动。

2. 唇练习

(1)主动练习:①受治者面对镜子做唇的闭唇、拢唇、龇牙运动训练及闭唇、拢唇转换训练,同时发"衣"声随即发"乌"声,然后放松。快速重复 5~10 次。②闭紧双唇,维持 5 秒,放松。重复做 5 到 10 次。③发音练习:重复发唇音"爸""妈"10 次;咬紧牙,说"衣"做 5 次;嘟起嘴唇说"乌"做 5 次。然后发"衣""乌"轮流做 5~10 次。闭紧嘴唇,然后发'拍'一声。重复做 10 次。④吹气练习:吹风车 / 哨子 / 纸 / 蜡烛等。

(2)双唇抗阻训练:①双唇含着压舌板,用力从口角一侧拉出压舌板。嘴唇用力抵抗。维持 5 秒钟放松,重复 5~10 次。②压舌板放嘴唇左面,用力紧闭双唇,拉出对抗嘴唇咬合力,然后放右面再做;维持 5 秒钟,然后放松,重复 5~10 次。③将一带线的纽扣套上指套放于受治者唇后,门牙之前,用嘴唇含紧纽扣,治疗者拉紧线绳,逐渐增加力量,直到显出满意的阻力,维持 5 秒,然后放松。

(3)唇肌张力低下训练方法:①治疗者可用手指围绕受治者口唇轻轻叩击,也可用冰块迅速敲击唇部 3 次,或者用压舌板刺激上唇中央。②电动毛刷刺激口唇周围 3~5 秒钟,可重复刺激 3~5 次。③做抗阻紧闭嘴唇练习。

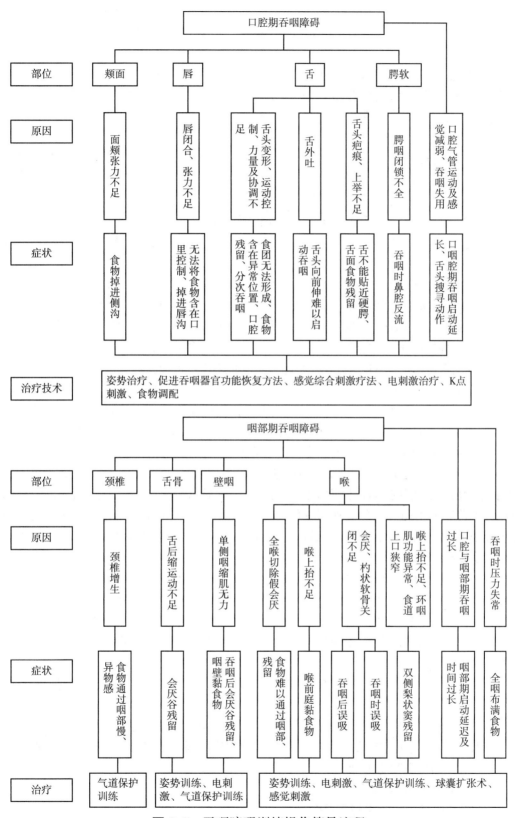

图 8-1　吞咽障碍训练操作简易流程

3. 舌训练

（1）主动练习：①伸舌练习：受治者面对镜子把舌头尽量伸出口外，维持 5 秒钟，然后缩回，放松，连续做 5~10 次。②卷舌练习：受治者面对镜子把舌头尽量紧贴硬腭向后直至软腭，维持 5 秒钟，然后放松，连续做 5~10 次。③搭舌练习：受治者面对镜子舌尖抬起到上门齿背面再放下到下门齿背面，连续做 5~10 次。动作熟练后，可做舌尖抵住上、下门齿背，直至最大阻力，进行抗阻练习。④摆舌练习：受治者面对镜子舌尖伸向左口角，在转向右唇角，维持 5 秒钟，然后放松，连续做 5~10 次。⑤舌尖抵在口腔内颊部用手抗阻，直至最大阻力，各维持 5 秒钟，然后放松，连续做 5~10 次。受治者面对镜子舌尖抵在唇与牙之间，环绕一周，也可将压舌板上蘸上巧克力让受治者主动去舔，绕唇一周。各维持 5 秒钟，然后放松，连续做 5~10 次。⑥伸出舌头，用压舌板压向舌尖，与舌尖抗力，维持 5 秒，重复 5~10 次。（抗力时尽量不用牙齿夹着舌尖来借力）。⑦把舌头伸出，舌尖向上，用压舌板压着舌尖，对抗力，维持 5 秒，重复 5~10 次。⑧把舌尖伸向左唇角，与压舌板抗力，维持 5 秒，随即把舌头转向右唇角，与压舌板抗力，维持 5 秒，然后放松，重复连续做 5~10 次。⑨发音练习：重复发 "da" "ga" "la" 音各 10 次。

（2）舌肌无力训练方法：①用冰块或一次性咽拭子管制成的冰棒从舌尖到舌根部给予冰刺激。也可用压舌板辅助舌运动。②让受治者尽量张口，治疗者可用舌钳子缠上纱布夹住舌头，被动前伸、后缩、左、右摆动。③治疗者一手扶住患者的头，另一手放于受治者颌下找到舌骨辅助其运动。④伸展头颈部，施阻力于颏，维持数秒钟，牵张和促通舌体上部肌肉。

（3）舌抗阻运动训练：①开始可以通过咀嚼纱布来练习舌搅拌运动范围，当这一动作安全时，再增加用少量食物做训练。②将一冰冻勺放置于舌尖、舌体和舌根上，轻轻下压，嘱患者将勺抬起。③吸管的分级训练：运用不同管径、不同长度的吸管吸不同黏稠度的液体，使舌作不同部位的运动及软腭不同程度的上抬。④舌压抗阻练习：根据患者舌的功能水平将选择球囊内注水量，导管球囊内注入适量水后接于舌压抗阻反馈仪接口处，将球囊放于患者的舌中部，患者舌部放松，此时记录显示屏的压力值（基数线）后，嘱患者舌中部用力抵硬腭，舌体上抬挤压注水球囊后通过舌压抗阻反馈训练仪上的显示屏可显示瞬间压力值，嘱患者眼睛看显示屏的数值，舌持续上抬用力给球囊加压并保持在目标值以上，同时治疗师记录舌压抗阻反馈显示屏的数据变化，每次训练以保持 5 秒以上为宜，并尽量延长抗阻训练时间。

4. 腭咽闭合训练

（1）腭弓上提运动训练：①口含住一根吸管（封闭另一端）做吸吮动作，感觉腭弓上提运动为佳；②双手在胸前交叉用力推压，也可两手放在桌面上向下推或两手放于桌面下向上推，同时发 "ka" 或 "a" 音；③用压舌板推动舌根反射性压迫软腭活动；④处于很轻松的状态模仿打哈欠时发声，也可模仿大笑，感觉腭弓上提运动；⑤用长毛棉签刺激软腭及悬雍垂；⑥发音训练：大声发 "pa" 音。

（2）引导气流：可采用气流通过口腔的办法，如：呼吸训练器训练、吹蜡烛、喇叭、哨子等来引导气流。

（3）冰刺激训练：用一次性咽拭子管制成的冰棒或冰棉签刺激软腭、腭弓、咽后壁及舌根后部，应大范围，长时间接触刺激部位，并慢慢移动棉棒前端，左右交替。每次 20 分钟，然后做空吞咽一次，如出现呕吐反射则应中止。

（二）口腔器官感觉训练

1. 深层咽肌神经和肌肉刺激（DPNS）

操作方法：治疗师戴上手套，使用稳定的压力，以湿的纱布包住病人前三分之一的舌面，将舌轻拉出来,分别刺激八个不同的位置:①软腭游离缘两侧平滑刺激,增加软腭的反射功能。②软腭表面由前向后平滑刺激,增加软腭的反射功能。③舌后平滑刺激,增加舌根后缩反射。④舌旁侧刺激,增加舌旁边感觉度和舌旁移动的运动力。⑤舌中间刺激,增加舌头形成汤匙状的刺激运动。⑥双边咽喉壁刺激,增加咽喉壁紧缩反射功能。⑦舌后根后缩反射力量刺激,增加舌后根回缩反射的速度和力量。⑧悬雍垂刺激,增加舌后根回缩反射力量。

2. 深浅感觉刺激 利用改良振动棒、手指、冰棉签刺激唇、颊、舌、咽喉壁、软腭等部位。

3. K点刺激 K点位于磨牙后三角的高度,在舌腭弓和翼突下颌帆的凹陷处。

(1)K点开口:对于严重张口困难的患者,可用小岛勺或棉签直接刺激K点,也可戴上手套,用示指从牙齿和颊黏膜缝隙进入K点处直接刺激,通常按压后患者可以反射性地张口。

(2)K点刺激吞咽启动:对于吞咽启动延迟而又无张口困难患者,按压K点,继而可见吞咽动作产生。

(3)K勺喂食:K勺匙面小、柄长、边缘钝,便于准确放置食物及控制每勺食物量,不会损伤口腔黏膜。

(三)咽喉部功能训练

1. 咽部功能训练

(1)关闭声门训练:①经鼻咽深吸气训练:受治者身体坐直,闭上双眼,平静呼吸后,双手轻轻平放在两侧大腿上,双肩缓慢向上耸,同时做深吸气动作,屏住呼吸3秒钟,然后慢慢呼气,呼气的同时双肩缓慢往下沉,放松双肩。②经鼻深吸气后闭气5秒钟,双上肢屈曲,双手交叉置于胸前,呼气时双手用力推压胸部,重复数次,令患者发"啊"5次,闭气5秒钟后咳嗽。③若以上训练不能完成可先练习闭气5秒钟后,置一面小镜子于鼻下,令患者缓慢呼气训练。

(2)牵张和促通舌体上部肌肉而诱发喉上提的训练:①受治者伸展头颈部,治疗者施阻力于颏,维持数秒钟;②舌体背伸抵于软腭;③假声发声上提喉部;④用吸管练习吸吮、吹气动作训练。

(3)Masako吞咽训练法:又称为舌制动(tonger holding)吞咽法。目的是在吞咽时,通过对舌的制动,使咽后壁向前突运动与舌根部相贴近,增加咽部的压力,使食团推进加快。具体训练方法是吞咽时,将舌尖稍后的小部分舌体固定于牙齿之间或治疗师用手拉出一小部分舌体,然后让患者作吞咽运动,使患者咽壁向前收缩。此方法主要运用于咽后壁向前运动较弱的吞咽障碍患者。但此方法因会增加渗漏或误吸的危险,不能运用于直接进食食物过程中。

(4)Shaker训练法:即头抬升训练(head lift exercise,HLE)也称等长/等张吞咽训练。目的是①增强有助于上食管括约肌(UES)开放的肌肉力量,通过强化口舌及舌根的运动范围,增加UES的开放;②减少下咽腔食团内的压力,使食团通过UES入口时阻力较小,改善吞咽后食物残留和误吸。具体方法是让患者仰卧于床上,尽量抬高头使眼睛看自己的足趾,但肩不能离开床面,重复数次。此动作可使舌骨上肌以及其他肌肉如颏舌肌、甲状舌骨肌、二腹肌使舌骨、喉联合向上向下运动,对咽食管段施以向上向前的牵拉力,使食管上括约肌开放,从而减少因食管上括约肌开放不良导致吞咽后的食物残留和误吸的发生。

2. 喉部功能训练

(1)发声笛:①用嘴唇包住发声笛,尽量不要留空隙;②用鼻子深吸气;③尽可能长的发"wu"音;④完成一次之后需要将发声笛从口中取出。

(2)嗓音训练:①让患者先进行放松,放松包括肢体和精神;②尝试用正常音调发"wu"音,并维持超过8秒以上,共完成8次;③尝试用最低的音调发"wu"音,并逐渐过渡到最高的音调并进行维持,共完成 8 次;④尝试用最高的音调发 "wu" 音,并逐渐过渡到最低的音调并进行维持,共完成 8 次;⑤尝试用最低的音调发 "wu" 音,并逐渐过渡到最高的音调再逐步过渡回最低的音调,共完成 8 次;⑥训练完成后再次让患者放松。

（3）舌骨 - 喉复合体训练:吸管训练法:①取一根长吸管,封闭一端;②将吸管未封闭的一端放入患者口中,吸管口放于患者舌面上;③让患者尽力吮吸吸管,尽可能将吸管吸扁。

（四）味觉和嗅觉刺激训练

1. 嗅觉刺激 又称"芳香疗法",嗅觉刺激可改善感觉和反射活动。研究发现运用缓冲生理溶液嗅觉刺激,是治疗老年吞咽障碍最新的一种治疗方法,这可能与右侧岛叶皮质的活动有关。这种嗅觉刺激不会有副作用,也不需要患者有遵从口头指示的能力,只是经鼻吸入有气味的气体,对于老年人来说是简便易行的训练方法。对于气管切开术或插胃管等严重吞咽障碍患者,有一定的帮助。

2. 黑胡椒刺激 黑胡椒是一种很常见简单的调味品,其味道来自于胡椒碱,是与辣椒辣素相似的瞬时 TRP 受体激动剂,每天刺激可引起皮层重塑,从而更易引发吞咽反射。

3. 薄荷脑刺激 研究表明,薄荷脑刺激和冷刺激都能使吞咽障碍患者吞咽反射的敏感度恢复。让患者餐前嘴里含化一颗含有薄荷脑的片剂,或在液体、食物中加入薄荷脑,能改善其吞咽反射的敏感度,有助于防止吞咽障碍患者吸入性肺炎的发生。

（五）呼吸训练

（1）腹式呼吸训练:①受治者卧位屈膝,治疗者两手分别置于其上腹部,让受治者用鼻吸气,以口呼气,呼气结束时上腹部的手稍加压于上方膈部的方向,患者此状态吸气;②独立练习时可在腹部放上 1~2kg 砂袋体会吸气、呼气时的感觉;③最后以腹式呼吸的步骤转换为咳嗽动作。

（2）缩口呼吸:以鼻吸气后,缩拢唇呼气同时发 "u" 音、"f" 音。

（3）强化声门闭锁训练:受治者坐在椅子上双手支撑椅面做推压动作和屏气,使胸廓固定、声门紧闭,然后突然松手,声门打开、呼气发声。

（4）呼吸训练器:为三球式呼吸训练仪,从 600cc 到 900cc 再到 1200cc 肺活量的递增,要求患者鼻吸嘴呼方式练习,最大限度的扩张肺部,让肺部肌肉得到最大限度的伸缩训练。

（5）吹气分级训练:可以利用不同阻力的吹奏乐器(气笛、喇叭等)进行辅助训练例如运用莎拉庄臣独创的一套 12 级别气笛进行吹气训练。

（六）气道保护吞咽手法训练

（1）声门上吞咽法:①训练前先让受治者吞口水做练习;②深吸一口气后闭住气,保持闭气状态;③进食一口食物—吞咽—呼出一口气后立即咳嗽;④再空吞咽一次,正常呼吸;⑤若以上方法不能立即关闭声门则应反复训练喉内肌(即闭气)。

（2）超声门上吞咽法:①治疗者与受治者相对而坐,受治者一手放于自己腹部,另一手放于治疗者腹部,嘱受治者深吸气并且紧紧地闭气,将气用力下压,让其体会气下压的感觉。②当吞咽时持续保持闭气,并且向下压,当吞咽结束时立即咳嗽。

（3）用力吞咽法:①吞咽时头稍低使下颌内收,调动咽部所有的肌肉用力挤压;②让舌头在口中沿着硬腭向后的每一点以及舌根部都产生压力;③受治者双唇紧闭,口角向外展开用力吞咽。

（4）门德尔森吞咽技术:①对于喉部可以上抬的训练方法:当吞咽唾液时让患者感觉喉部向上提时,设法保持喉上抬位置数秒钟。吞咽时让受治者舌中部顶住硬腭,屏住呼吸以此位置保持数秒钟;同时让受治者示指置于甲状软骨上方,中指置于环状软骨上,感觉喉结上抬。②对于喉部上抬无力的训练方法:治疗者握住受治者手置于自己甲状软骨上方,感觉喉上抬;治疗者用拇指示指置于受治者环状软骨下方,轻捏喉部并上推喉部,然后固定。喉上抬诱发出来后,让其有意识地保持上抬位置。

(七)摄食训练

1. 体位及姿势

(1)开始训练时应选择既有代偿作用且又安全的体位。

(2)对于不能坐位的患者,一般至少取躯干 30° 仰卧位,头部前屈,偏瘫侧肩部以枕头垫起,喂食者位于患者健侧。

2. 代偿方法

(1)头颈部旋转吞咽训练:①治疗者说出吞咽障碍发生在哪一侧,再做头颈部向患侧旋转,使食团移向健侧,然后吞咽,嘱受治者模仿;②治疗者做头部前倾并向患侧旋转,然后吞咽,嘱受治者模仿。

(2)侧方吞咽训练:治疗者说出吞障碍发生在哪一侧,再做头部水平向健侧倾斜,然后吞咽,嘱受治者模仿。

(3)低头吞咽训练:受治者身体坐直,紧闭双唇,口角外展,采取颈部尽量前屈姿势,直到颈后部肌肉绷紧,并且咽前壁肌肉有向后推挤的感觉时吞咽。

(4)从仰头到点头吞咽训练:嘱受治者做颈部后屈,直至感觉到颈前部肌肉紧张。接着再做颈部尽量前屈,形似点头,同时做空吞咽动作。

(5)头部后仰吞咽训练:①舌头无主动运动的患者,治疗者可以将食物放于其舌根部即刻后仰并吞咽;②指导受治者将食物咀嚼并混合成食团后,头部即刻后仰并吞咽。

(6)空吞咽与交互吞咽:①每次进食吞咽后应反复做几次空吞咽,使食团全部咽下;②亦可每次进食吞咽后饮极少量的水(约 1~2ml)。

(八)食物调配及进食指导

1. 食物调配

(1)食物的性状和黏稠度:密度均一、黏度适当、不易松散通过咽和食管易变形的食物。

(2)食物制作:食物增稠剂是一种不含脂肪、糖、蛋白质,仅含单纯糖的结晶状粉末,用于调配液体食物,在国外广泛用于吞咽障碍患者,作为吞咽障碍患者专用的食物和液体的添加剂或调和剂,目前国内也有厂家进行销售。其特点是常温下能快速完全溶解;稳定性佳,不会因放置时间长而改变浓度;无色无味,用于调制食品不会改变食品口味等,有黄原胶类和淀粉类两种。

固体食物的制作:①搅拌机调制食物:把所需食物混合,用搅拌机搅碎,调制成各种黏稠度的流质食物;②简易烂饭调配:把软饭和带汁的碎菜充分混合成不松散的烂饭;③米粉调配:把即冲米粉放于适合温度的温水中,调制成各种黏稠度的食物,此种适合短期使用,方便容易调配;④特殊食物制作的方法:利用在固体食物调制中使用的粉末食物爽滑剂,其成分是碳水化合物,适用于固体食物制作的方法,使食物成形顺滑并且不改变食物味道。

2. 进食指导 安全喂食八步法:

(1)对吞咽障碍患者及家属的健康教育及指导,并签进食知情同意书。

(2)进食环境:安静、舒适,进餐时不要大声说话,让患者尽量保持轻松、愉快的心情。

(3)进食体位与姿势:可参照本章节姿势调整治疗。

（4）食物选择：根据评估结果选择合适的食物。一般情况下可先糊状食物，吞咽功能明显改善后逐渐过渡到软饭等食物，最后可进食普通食物和液体食物。

（5）进食速度：为减少误咽的危险，应调整适合的进食速度，嘱患者应在前一口吞咽完成后再进食下一口，避免 2 次食物重叠入口的现象。

（6）一口量：一口量太少（少于 1ml）不能启动吞咽，一口量太大，容易导致吞咽前误吸。一般建议稀液体 1~20ml、果酱或布丁 5~7ml、浓稠泥状食物 3~5ml、肉团平均为 2ml 为宜。

（7）吞咽方式：吞咽方式的选择包括有：①空吞咽：每次进食后，应反复作几次空吞咽，使食团全部咽下，然后再进食；②交互吞咽：亦可每次进食后饮极少量的水（1~2ml），这样既有利于刺激诱发吞咽反射，又能达到除去咽部残留食物的目的。

（8）进食后的记录与排痰：记录每次进食时间、食物成分、食物性状、每次入量、进食的反应等，如有出现呛咳误咽应进行排痰。

（九）球囊扩张技术

下面将经鼻导管球囊扩张为例作详细讲述。

1. 插管　由 1 名助手按插鼻饲管操作常规将备用的 14 号导尿管经鼻孔 / 经口腔插入食管中，确定进入食管并完全穿过环咽肌后（长度约 30cm），将导尿管交给操作者原位保持，见图 8-2。

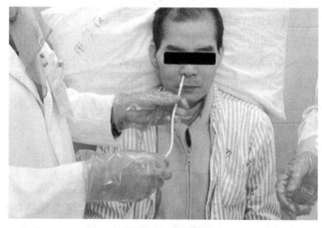

图 8-2　插管

2. 注水　助手将抽满 10ml 水（冰水或温水）的注射器与导尿管相连接，向导尿管内注水 6~9ml，使球囊扩张（直经约 22~27mm），顶住针栓防止水逆流回针筒，见图 8-3。

3. 标记及测基值　操作者将导尿管缓慢向外拉出，直到有卡住感觉或拉不动时，用记号笔在鼻孔处作出标记（长度约 18~23cm），此处相当于环咽肌下缘，再次扩张时作为参考点。用手体会球囊通过环咽肌或狭窄处的阻力，确定注水基值，即初次扩张时球囊扩张到多大容积才能通过狭窄处；体会导尿管被拉长时的弹性感觉与球囊滑过环咽肌时的手感有何不同。

4. 分级扩张　操作者嘱助手抽出适量水（根据环咽肌紧张程度，球囊拉出通过环咽肌下缘后，操作者应尽量控制球囊置于食管狭窄处，持续保持 1~2 分钟后拉出阻力锐减或有滑过感觉时，此时球囊已脱出环咽肌上缘。嘱助手迅速抽出球囊中的水，操作者把导尿管拉出鼻孔。其目的是避免窒息，保证安全。步骤一至步骤四为一次完整的操作。

5. 操作者再将导尿管从鼻咽腔插入食管中，重复操作 5~8 遍，自下而上的缓慢移动球囊，

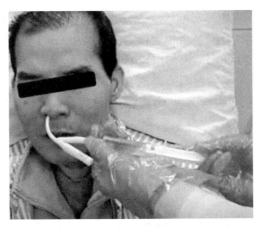

图 8-3　注水

充分牵拉环咽肌,降低肌张力。

一般来说,每天 1 次,需时约半小时。环咽肌的球囊容积每天增加 0.5~1ml 较为适合。

(十)吞咽说话瓣膜技术

1. **评估是否适合放置瓣膜**　评估有无放置说话瓣膜的适应证,向患者及家属做好充分的解释,检查气管内套管与说话瓣膜装置内径是否一致。

2. **放置说话瓣膜**　①正确摆放体位:让患者处于适当体位,通常取半卧位,床头至少抬高 45° 以上,对于无气囊的金属套管,准备工作充分的话,可让患者保持直立坐位。②吸痰:护士应给予口腔后部和气管处吸痰,吸出分泌物,以免气囊放置后,这些分泌物误吸入肺部。③气囊放气:通常用注射器将气体从放气管抽出直至球囊变扁,并观察患者有咳嗽、作呕、吞咽、有痛苦表情。放气后常需再吸一次痰,必须保持气管通畅。④试堵:用戴手套的手指封闭气管套管入口确定是否有足够多的气体或分泌物通过气管套管周边排出,此时手指尖应感受不到气流,旨在保证患者正式佩戴 PMV 后,能正常发音并能与你交谈。⑤操作者用食指、拇指轻轻固定气管套管,用另一只手将瓣膜放在套管入口处。因瓣膜没锁扣,在咳嗽等情况下,可能会突然掉下,需要轻轻扭转一下确保固定,但也不能固定太紧,以免紧急情况下非常用力也咳不出。⑥将连接于 PMV 的塑料带子扣在气管套管固定绳上,以免脱落后被污染或找不到。⑦安放后即刻要求患者再发音,以评估声门上气流大小。监测脉搏、心率、血氧饱和度及患者的主观感受。严密观察 30 分钟,评估患者的主观感受及对瓣膜耐受的情况,确保安全。

(十一)电刺激治疗以及肌电反馈治疗的介绍详见第十四章内容

【要点辨析】

1. 口腔器官运动训练包括唇、舌、下颌、面部及腮部练习等,主动练习时注意维持 5 秒钟,重复做 5~10 次。

2. 门德尔森吞咽技术　①当吞咽唾液时让受治者感觉喉部向上提时,设法保持喉上抬位置数秒。再让受治者示指置于甲状软骨上方,中指置于环状软骨上,感觉喉结上抬;②治疗者用拇指示指置于环状软骨下方,轻捏喉部并上推喉部,然后固定。

3. 神经肌肉低频电刺激治疗时先确定吞咽障碍发生在哪一期,再准确放置电极并根据电诊断结果选择治疗参数。

4. 腭咽闭合即咽结构的重构是咽部从气道改变为吞咽通道的过程。具体机制为吞咽活动时由软腭、舌骨、悬雍垂、咽侧壁和咽后壁、会厌的相互运动,共同关闭鼻咽腔的过程。训练时用冰棒刺激软腭、腭弓、咽后壁、及舌根后部时应大范围(上下、前后)长时间接触刺激部位,慢慢移动,左右交替,每次 20~30 分钟,如出现呕吐反射,则应中止。

5. 正常吞咽时,呼吸停止,而吞咽障碍患者有时会在吞咽时吸气,引起误咽。另外,有时由于胸廓过度紧张或呼吸肌肌力低下、咳力减弱,无法完全咳出误咽物。吞咽障碍患者基础训练时勿忘呼吸训练。

【注意事项】

1. 病人一定做到最大范围唇、舌、口、腮、下颌运动练习并维持数秒,然后放松,重复做 10 次。

2. 将压舌板或开口器缠纱布插入受治者切牙间行下颌肌牵张时注意保护舌头,避免将舌头压住而咬伤。

3. 治疗者被动牵拉舌肌时,注意牵拉时间不要过长,维持 5 秒钟即可。

4. 腹式呼吸时治疗者手加压的部位准确,力度适中避免损伤肋骨。

5. 严重心脏病人禁止寒冷刺激。

6. 神经肌肉低频电刺激治疗时应注意

(1)严重痴呆并不停说话的患者,持续说话会导致误吸。

(2)不要在肿瘤或感染区域使用刺激会导致局部代谢增加,加重病情。

(3)带有心脏起搏器、植入电极的患者慎用:包括埋藏式复率除颤器,电流可干扰其信号,导致设备功能紊乱。

(4)不要在主动运动禁忌处使用,仅应用于引发实际肌肉收缩。运动点要找准,使病肌收缩明显,而邻近肌肉反应小。

(5)治疗部位不应出现疼痛或肌肉疲劳。

(6)对电流高度敏感及颈动脉窦区禁止安放电极。

(7)衬垫需要 6 层棉布,注意避免电极脱出衬垫直接接触皮肤引起烫伤。

(8)注意局部皮肤发红出现过敏现象时应减少治疗次数,局部表皮破损或结痂时暂时不要进行治疗。

【实训小结】

1. 总结吞咽障碍患者的常用治疗方案。

2. 尝试制订一名吞咽障碍患者的治疗计划。

(万桂芳)

九、口吃的评价与治疗

【目的与要求】

1. **掌握**　口吃的定义和临床表现;口吃的评价方法。
2. **熟悉**　成人以及儿童口吃的基本治疗策略。
3. **了解**　成人以及儿童口吃的常见技术。

【实训前准备】

1. 仔细阅读《语言治疗学》(第 3 版)"口吃的评价与治疗"相关章节。
2. 了解实训病例的病史、口吃临床表现以及患者的相关评价。
3. 准备口吃评价量表、笔、纸、节拍器。
4. 分组,每两人一组。

【材料与设备】

1. 训练工具包括小镜子、蜡烛、录音笔、图片、文字朗读材料分为单词、词组、短句、篇章以及演讲材料等。
2. 训练场所选择语言实训治疗室内,要求房间安静,减少干扰。
3. 评价工具如口吃自我评价量表、口吃记录表、构音障碍评价量表、儿童语言发育迟缓评价量表等。

【适应证】

1. 2~4 岁儿童口吃患者。
2. 学龄期口吃患者。
3. 成人口吃患者。

【实训操作程序】

详见图 9-1 口吃的评价与治疗实训流程示意图

【要点辨析】

(一) 口吃的评价

1. 病史

(1) 获得口吃的开始和发展过程,了解口吃的发生,发展和日常的表现形式。

(2) 获得儿童语言发展史,包括儿童嗬语形成时间、初语形成时间、语言发育期特点和儿童的沟通交流方式。

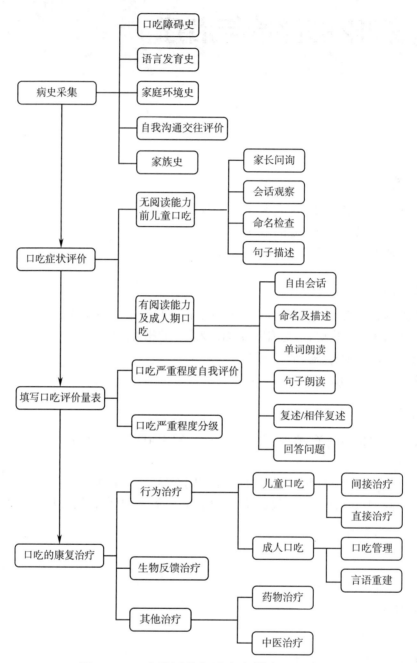

图 9-1　口吃的评价与治疗实训流程示意图

（3）获得家庭语言环境特点,包括母语环境、有无家庭及语言环境的转换、多语环境以及父母说话方式,以及在家庭中家庭成员之间的沟通交流方式。

（4）获得儿童家族史,有无家族成员中口吃的历史,有无孪生兄弟姐妹相同表现的现象等。

（5）获得自我沟通交流评价,对于儿童可以询问家长获得,对于成人则最好由其自己进行总结,主要包括的内容有:沟通交流是否有困难,什么情况(场合、场景、活动、对象)下感到困难,日常交流和朋友的交往是否有困难,对于学习和职业是否有困难,采用什么方式进行克服以及处理,以及出现口吃现象后的心理变化(恐惧、抑郁、回避以及挫折等)。

(6)获得其他相关的检查如儿童语言发育检查、智力检查、听觉功能检查、构音障碍检查等数据。

2. 口吃症状的获得

(1)无阅读能力前儿童口吃的评价:儿童的阅读能力低于小学三年级,被划归为没有阅读能力,通过以下方式进行采集口吃表现:①向口吃儿童的父母询问:适用于年龄较小的儿童和不太配合检查的孩子,也适合怀疑孩子口吃的父母而又非常紧张很担心孩子到医院来心理方面会受到影响的家长。②会话:可以由检查者和孩子进行单独会话,也可观察口吃孩子和其父母的会话。目的是了解口吃孩子在实际生活当中的会话情况,还可了解口吃孩子是否对自己口吃情况有回避现象。③图卡单词命名:根据孩子的年龄选用10~20张名词和动词图片,可以在命名和动作描述中使用,了解在口语中出现口吃的情况和特征。④句子描述:选用简单和较复杂的情景画图片各5张,予以少量的引导语引导孩子进行描述。了解在不同句子长度及不同句型当中口吃的状况。

(2)有阅读能力和成人期口吃的评价 可以通过以下方式获得口吃表现:①自由会话:以了解患者在日常生活中说话状态及口吃的状态。②单词命名和句子描述:用名词、动词和情景画图片了解患者在不同层级语句中口吃的表现和数量。③朗读单词:用单词、字卡,了解患者在单词朗读时,尤其根据词头音不同时口吃表现的差别,检查结果与口语命名结果相比较。④朗读句子:用句子卡片了解患者在句子朗读时口吃的状态,还可以了解口吃表现在句子内的位置及不同句法难度对口吃的影响,还可以了解口吃一致性和适应性效果。⑤复述及一起复述:了解患者口吃在被刺激及相伴复述的情况下改善程度。⑥回答提问:以了解患者回答问题时的说话状态及口吃的状态。

3. 口吃的诊断(根据 DSM-Ⅴ诊断建议)

(1)儿童期出现的并在以后的语言发展中持续表现或显著表现的言语不流畅行为如以下一项或多项的:①声音和音节重复;②辅音和元音的声音延长;③破碎的单词(例如,在单词中暂停);④有声或无声阻塞(语音中填充或未填充的暂停);⑤迂回现象(用其他单词替换避免有问题的单词);⑥用过度的身体紧张动作来产生的词语;⑦单音节整词重复(例如,"w-w-w 我去见他");⑧对症状 1~8 表现出的焦虑或导致回避说话的表现。

(2)言语流利的困难导致了在有效沟通交流,社交参与,学习表现或职业表现的各项功能方面,出现了一项或以任何几项组合的功能限制。

(3)需要排除神经性损伤(例如卒中,肿瘤,创伤)或言语转换中以及伪装出现的表现,但是不排除流畅性障碍可能作为主要的或与其他交流障碍或障碍共存的可能。

(4)口吃症状必须在儿童早期即会存在,但在言语、语言、交流或社会需求超过有限的表达能力之前,这些表现可能不会充分表现出来。

4. 口吃评价量表的填写

(1)口吃评定记录表(表 9-1):口吃评定记录表是记录口吃患者病史、临床检查以及口吃专科检查结果的记录表,本文提供的表格仅供教学时进行参考。

表 9-1 口吃评定记录表

姓名：　　　　　性别：　　　　　年龄：　　　　　评定日期：

职业或学校：　　　　　　　　　　　　　　　　　利手：

一、问诊

主诉

（现病史）

口吃史

对口吃的态度（本人及家属）

既往史

1. 生长发育史

2. 家族史

3. 生活环境史

4. 既往疾病史

二、辅检结果

1. 听觉检查

2. 影像学检查

3. 儿童语言发育检查

4. 智力检查

5. 构音障碍检查

三、口吃临床检查小结

1. 言语症状

2. 伴随症状

3. 努力性症状

4. 情绪性反应

5. 口吃的一贯性、适应性，具体表现

治疗师签名

（2）口吃严重程度评价记录表：根据检查结果由语言治疗师填写表 9-2。

表 9-2 口吃严重程度评价记录表

	会话时间	口吃次数	表现形式	程度
第一次	时（上午/下午）　月　日	/2min		
第二次	时（上午/下午）　月　日	/2min		
第三次	时（上午/下午）　月　日	/2min		

分级标准：

轻度口吃：2分钟内出现口吃 1~5 次，说话时偶尔出现口吃，一般能表达自己的意愿。

中度口吃：2分钟内出现口吃 6~10 次，说话时常出现口吃，但还能表达自己的意愿。

重度口吃：2分钟内出现口吃 10 次以上或无法说话，说话时频繁出现口吃很难表达自己的意愿。

（3）口吃严重程度自我评级表（9-3）

表 9-3　口吃严重程度自我记录表

记录时间	场合或事件	程度评价
上午	会话　课堂	
下午	讲话　聚会	1　2　3　4　5　6　7　8　9　10
晚上	电话　会议	
上午	会话　课堂	
下午	讲话　聚会	1　2　3　4　5　6　7　8　9　10
晚上	电话　会议	

使用方法:由口吃患者自行记录整天中不同时段,不同场合,不同场景下言语发生口吃表现的自我评价程度,其中 1 级是没有口吃或完全没有影响交谈,10 级是严重口吃或无法进行正常的交谈。其中的标准变化由口吃患者自行按照自己的主观感受标注出来。

（二）口吃的行为治疗

1. 儿童口吃的行为治疗

（1）治疗目标:①调整语言环境以及沟通形式;②家长参与;③学习克服口吃的技巧。

（2）间接治疗:①减慢速度:语速影响流畅性的因素之一,儿童经常加快语速以紧跟成人的语言节奏。2~4 岁的儿童,由于儿童在发育中口唇和下颌不能像成人一样快速灵活移动,而且在语速快时可能出现语音的形成与呼吸的不协调。当儿童语速加快时,可能出现重复和拖音现象。减慢语速时应该尽量采用反馈和模仿的方式,为儿童创造一个慢速说话的环境,同时在倾听儿童说话时,有意使儿童可以慢速讲出自己的要求而避免催促儿童去完成。②减少提问以及提问的难度,过多地使用开放式的问题会使儿童采用自己能力以外的表达方式,从而使言语表达变得不流畅,采用简短回答的问题进行提问,有助于儿童的间接回答,提高言语的流畅度。③帮助下言语表达,开放式的言语表达会使儿童在表达中处在有限词汇的寻找和矛盾中,而在表达中使儿童采用插话的形式来接受成人语言的辅助,有利于儿童更好地完成一次完整的会话。④利用事物和图片进行的交流练习,实物以及事物的具体特征可能会促进流畅口语形成,因为这比让儿童去想象更加直观,也可以用图画代替实物,与儿童一块看图书或故事书时,可以问"这是什么?"或"小狗有尾巴吗?"等问题来促进儿童的表达。可以引导儿童给图画命名或描述图画的特征或评论图画的行为,如儿童能自发地给图画命名或进行评论,就更容易诱导流畅性言语。⑤即刻重复,对于 3 岁以下的儿童,家长即刻重复他们刚才说过的话。儿童的非流畅性言语可以减轻。当儿童出现口吃时,小心地简单流畅地重复刚刚说的话而不引起他对口吃的注意,可以使儿童知道家长已经明白他的意思,他就能继续放松地愉快的交流。另外,还可以使儿童感到成人认真倾听他们讲话。没有改变话题。⑥倾听与关注,儿童不善于等待说话的机会。为了使儿童在交谈中获得被注意的感觉,在会话时平等注视儿童的眼睛非常重要,这会使儿童觉得不需要采用加快语速,快速动作以及增大音量等方式即可获得关注,降低了和成人之间的谈话困难。⑦促进语言发育,2~4 岁儿童的非流畅性言语为语言发育的一个阶段,他们正学习新词汇并尝试用这些新的词汇连成句子,正在学习不同于陈述句的疑问语序,正拓展言语的表达和理解。对在单词获取和言语形成阶段,儿童表现出的不流畅性言语,训练的目标是减轻语言发育过程中的阻力,减少对孩子单词、概念、颜色和书写的教育。⑧谈话时尽量使用简短句,将长句分成几个短语,中间稍加停顿,如将电话号码分成几个部分那样。如果观察到小孩用"3~4个单词"简单句说话,言语就会流畅,那么对保持语言的流畅性来说句子长度至关重要。当儿童努力尝试超出生理能力以外的呼吸、发声、说话的协调运动就会导致儿童非流畅性增加。

(3)直接治疗:治疗的方法和原理如下:

1)速度练习,设计一种缓慢说单词或短语的游戏,治疗师缓慢地说上15~25个单词。要求儿童缓慢地说话并示范给治疗师如何缓慢说话,不要出现"波浪"(时快时慢)式的语言。

2)音量练习,设计一种柔和说话的训练,例如说悄悄话(声带不振动而用呼吸声说话)。如喉部紧张度还没达到预期的放松状态,儿童采用轻柔、缓慢地说话时有可能导致轻微多次"阻塞"或"重复"现象,但没有气流中止的"阻塞"现象,说明口吃就已经有所改善。有针对性地练习选择性的词汇,最大限度地提高儿童控制喉放松说话的能力。

3)构音练习,口吃儿童当遇到起始音为元音或双元音时,口吃更加严重,有时发起始词困难,出现停顿现象,练习词的"起始音"与"终止音",并比较其对喉功能的影响,练习去控制发音,减少停顿。

4)呼吸和呼吸气流的控制练习,设计一种儿童可以放松呼吸,使儿童回到正常呼吸模式的游戏。①第一步为父母、儿童、治疗师背对背坐着,放松(不是"睡眠休息")。看着天花板,极轻松地吸入、呼出,不改变正常的呼吸模式。放松后,再在以极小量轻柔地呼出气体,也可以要求父母与小孩共同参与这个治疗形式,首先是治疗师示范,然后父母模仿,再后儿童模仿。②第二步以"微风"方式发"ooo""uuu"音,以同样的方式说一些数字或词,要求儿童来模仿。③第三步每次呼气时发一个单词。④第四步每次呼气发短语和短句,保持气流和发音的连续性。

5)减轻努力性和肌紧张的训练:当儿童说话时似乎在挤出某个单词,胸腹部僵硬紧张时,治疗师轻轻按压其腹部,调整儿童的呼吸节奏,同时提示儿童"保持你的肚子软软的",从而使儿童发声时达到放松腹部肌群目的。

6)节律的训练,使用节拍器、手鼓、拍手的方式使儿童同治疗师按照一个既定的节奏来合拍说唱,训练儿童在说话时的节奏感。

7)保持良好的交流态度,治疗师应该鼓励儿童勇敢的完成上述治疗内容,即使在儿童出现错误时,应该减少直接的责备,而使儿童能够倾听和发现自己正确完成训练后的愉快感,从而使治疗进行下去。

2. 成人口吃的治疗

(1)治疗目标:①减少或消除口吃对于社交沟通的影响和干扰;②减少或消除口吃者在社交中因口吃产生的不利心理影响;③获得口吃下的言语处理技巧;④自我管理和自我练习。

(2)口吃的管理:①发现并确定口吃,治疗师要求口吃患者记录自己的口吃状态,直接承认自己的口吃行为;②口吃表现的重现,治疗师要求口吃患者在治疗镜前重现自己的口吃表现和口吃的主要特征;③口吃的扮演和模仿,治疗师要求在一段交流和会话中,口吃患者扮演一名口吃者进行交谈,并且需要完成整个交流过程;④口吃表现的转移,治疗师利用口吃者在口吃的扮演过程中为口吃的程度进行分型;⑤确定轻度口吃的技巧,治疗师引导口吃者在口吃过程中选择轻度口吃表现进行症状的转移;⑥完成治疗过程后由患者记录并回家练习。

通过口吃的管理,治疗师需要使口吃患者获得减少对于口吃影响沟通交流的恐惧,并去正视和分析自己的口吃行为,从而为后续的治疗打下基础。

（3）言语功能的重建：①控制节律与速度：语速快的口吃者可以用节拍器控制口语语速，节拍器上具有不同刻度可以按要求设定需要选定的节律速度，开始可以从每1分钟40拍节开始训练，逐渐提高速度，也可以用口吃训练仪器训练。②韵律训练：利用韵律的方式进行治疗，选用一些单词让患者将字与字之间用韵律连起来，熟练以后可以用同样的方法训练句子。也可以让患者先用"哼"语的方法将口语读出，句子训练的方法相同。③齐读：与其他人朗读同一内容，选定说话内容，治疗师与患者齐读，开始时读的速度要稍微放慢，并逐渐减少齐读部分，转为以患者为主。治疗师哼唱，过渡至治疗师在患者说话开始阶段进行哼唱或齐读。④听觉反馈仪器的训练：使用听觉反馈设备如录音笔和听觉延迟治疗仪，先录制慢速说话的过程，戴上耳机，调节耳机音量至不能听见自己的声音，后根据文字朗读材料结合耳机内的朗读语音进行大声朗读练习。要求尽量配合耳机内的声音速度和节律变化进行练习。⑤肌肉放松训练：利用放松肌肉的方法使患者全身放松，在放松的情况下说话，并可合并运用齐读法，逐渐减少身体的放松部位，然后说话，最后慢慢适应在非放松的条件下说话。

（4）言语流畅技巧的练习：①音节的拉伸练习，治疗师要求患者进行音节的拖长发音练习，对每组音节需要拖长的发音进行标注，音的拖长时间不小于2秒，20~30组音节作为一轮，完毕后重新调整音节中延长的目标音；②软起声的练习，治疗师要求患者在进行音节发音时先进行呼气动作，然后发出目标音，音节的个数作为难度变化，随着患者的控制力增强，尝试进行句子水平的练习；③减轻构音力量的练习，治疗师要求患者在构音发音之前，轻柔摆放构音控制动作，并减少构音时构音器官运动的力量，减轻发音时口腔内侧的振动、阻塞以及摩擦等辅音操作动作。

（5）辅助发音练习：①完整呼吸练习，治疗师示范患者进行完整的吸气-停顿-呼气循环练习，并延长呼气时间，缩短吸气时间，进行快吸气和慢呼气的练习；②平滑的构音动作转换，治疗师示范要求患者进行双唇运动与舌尖运动转换，卷舌和平舌转换，舌根运动和舌尖运动的转化，送气与不送气的转换，摩擦与阻塞之间的转换等动作演练；③持续发音的训练，治疗师要求患者在持续发音的条件下逐渐转化发音，并延长发音时间；④进行完整的发音练习，将以上三步进行结合，完整的发出目标音来。

（三）口吃的其他治疗

1. 生物反馈治疗　主要采用听觉延迟设备进行替代患者本人的听觉反馈功能进行的训练，该治疗要求首先调整反馈声音的延迟时间，由患者佩戴进行说话的练习，通过反馈机制调整患者的说话速度，达到改善言语流畅度的目的。

2. 药物治疗　对于口吃的药理学研究还在进行中，目前有报道称多巴胺拮抗剂可能会有一定疗效，但仍没有被批准适用于临床当中。

3. 中医治疗　祖国医学中中医的针灸和中药治疗在口吃治疗中也有报道，但目前为止尚没有可靠的循证依据进行数据上面的支持。

【注意事项】

1. 口吃具有一定的复发性，因此口吃治疗中需要定期进行随访和评价，以便于调整治疗的方案。

2. 促进口吃患者学习新的言语技巧，以促进言语能力的提高。

3. 治疗以减少发生口吃时间的数量和减轻严重程度为目的，而并非要治愈口吃。

4. 倡导口吃患者改善言语表达的积极态度，口吃不会影响交流，影响交流的是口吃者的态度和心理。

5. 培养口吃者对于自身也是健康人群的良好理解和对这一概念的接受。

6. 积极管理口吃和与口吃有关的压力和焦虑。

7. 承认自己是口吃者并在现实生活中练习学到的技巧。

8. 治疗师要立足于增强口吃者在说话中的自信。

【扩展与补充】

1. 口吃的流行病学 文献报道的口吃发病人数有所不同,但口吃最为常见在 2~4 岁的幼儿中(约 5%)。大约 0.5% 至 1% 的成人存在口吃,这些数字表明大多数儿童(约 75%)从口吃中自然恢复过来。但显然不是全部,因此目前上没有明确的检查指标和表现可以预测一名儿童的口吃表现可以自然痊愈。但就目前来讲,性别以及具有自然恢复的家族史的患儿可能是自然恢复的预测指标。研究发现,女孩比男孩以及有自然恢复家族史的儿童更可能出现口吃的自然痊愈。

2. 口吃的发生机制 口吃的发生机制尚不明确,比较有代表性的有以下几个假说:

(1)大脑语言优势缺乏学说:1934 年由 Orton 等人提出,认为由于口吃者两侧大脑半球之间的协调性不够,缺乏优势控制,即各自发送和支配它们彼此的神经信号,从而导致两侧言语发生肌群不能协调同步活动,从而产生口吃现象。

(2)运动功能异常:口吃属于运动性言语障碍,有研究认为口吃现象可能为言语运动功能异常所致,口吃者在发声和构音等方面存在运动协调性障碍,肌肉活动调速过程中解析不协调是形成口吃的结果。此外口吃者表现出的喉部拮抗肌协调性差及口吃者在发声启动缓慢的现象,促使有研究者考虑口吃是一种以发音、清晰度和呼吸协调性缺乏的一种音节性构音障碍。

(3)听觉系统异常:美国的一项研究显示,正常人在发声或朗读时,如果通过耳机将听觉反馈延迟 3 秒左右,就会不自觉的出现口吃现象,这一结果提示口吃者的听觉反馈系统可能存在延迟的现象,因此由于听觉反馈较正常人延迟,才会出现言语的不流畅现象。

(4)环境压力学说:W.Johnson 等人提出当正常儿童处在过重压力的环境中,尤其是需要注重语言表达水平或技能时容易产生口吃。其病因并不在于患儿本身,而在于周围人们对他的压力,环境压力在某些程度下会加重口吃程度。但似乎此现象经常会发生在已经口吃的人们身上,而在正常人身上尚没有证据证实。

(5)心理障碍学说:口吃者的一个普遍现象就是当自己单独说话时并不发生口吃,甚至语言表达很流利,但当面对别人或在公共场合说话时就会发生口吃或口吃现象加重,甚至有的口吃者只在特定条件下才会发生口吃,例如打电话或面对特定的人,这说明口吃确与心理因素有很大的关系。此外人格缺陷与行为不良等学说也在受到研究者的关注。

3. 口吃与语言发展过程中的不流畅的鉴别 口吃是一种病理性的言语不流畅障碍,而在很多正常儿童的语言发展过程中,也会出现语言发展的不流畅口语现象,这是属于正常的语言发展现象,表 9-4 是这两种不流畅言语的鉴别要点,以供参考。

表 9-4　口吃与语言发展中言语不流畅现象的鉴别表

行为表现	口吃性语言不流畅	发展性语言不流畅
每个词的音节重复次数	两次或更多	一次或几乎没有

续表

行为表现	口吃性语言不流畅	发展性语言不流畅
语速	比正常快	正常
气流	常常中断（受阻）	几乎不中断
声音紧张	常常明显	没有
100 个词的延长次数	两次或更多	一次或几乎没有
延长时间	两秒或更多	1 秒或更少
心理紧张	常常出现	没有
一个词内无声的停顿	可能出现	没有
尝试说话之前无声的停顿	常常比较长	不明显
不流畅后无声的停顿	可能出现	没有
发声姿势	可能不恰当	恰当
对压力的反应	较多的词语中断	在不流畅方面没变化
挫折	可能出现	没有
眼光接触	可能摇摆不定	正常

【实训指导】

1. 总结口吃的评价流程。
2. 总结成人以及儿童口吃的基本治疗方法。

（张庆苏　谢　瑾）

十、听力检查

【目的与要求】

1. **熟悉** 主观测听与客观测听的区别。
2. **掌握** 常见的听觉行为反应。
3. **掌握** 感性认识声音的大小与检查音的特点。
4. **了解** 隔音室以及测听设备的认识与简单操作。
5. **掌握** 成人常见听觉功能检查实习——秒表试验和音叉试验。
6. **掌握** 儿童常见听功能检查方法实习——条件定向反应测听。
7. **熟悉** 成人常见听觉功能检查法实习——纯音测听。
8. **了解** 阅读纯音测听听力图并报告结果。

【实训前准备】

1. 阅读《语言治疗学》(第3版)"听力障碍"章节相关内容。
2. 阅读本节实训指导内容,参考孙虹,张罗主编人民卫生出版社《耳鼻咽喉头颈外科学》(第9版)(标准书号 ISBN978-7-117-26668-0)中第二章耳的检查中第三节听功能检查。
3. 准备报告纸,笔。
4. 两人为一组,分别为受试者与测试者。
5. 实习教室与听力检查室(隔音室,标准本底噪声小于25dB nHL)

【仪器与设备】

1. **测听室介绍** 具有吸音材料和隔音材料的标准测听室,室内本底噪声低于25dB。
2. **响度计** 用于测量声音的强度。
3. **秒表** 标准运动秒表。
4. **音叉** 是主体呈"U"形的合金或不锈钢结构的装置,包括两根平行,等长的音叉臂和连接音叉臂正中位置的音叉柄。在音叉柄上标注有音叉的检查频率,常见的有128Hz、256Hz、512Hz、1024Hz、2048Hz。
5. **声场测听设备** 包括有发出各种频率和声音强度的可控制声音与控制光电刺激产生的中央操作台,双侧声场喇叭,双侧光电玩具箱,正中声光玩具。控制所产生的啭音通过声场喇叭在测听室内的声场中播放,可以通过光电玩具箱的操作使声音与光电玩具的操作相配合。
6. **纯音听力计** 是能够产生各种不同频率和声音强度的测试声音用于人耳听力测试的设备,测试声音包括纯音与噪声,设备包括主机、显示器、打印机、气导耳机、骨导耳机、反馈手柄。

【适应证】

1. 听觉功能简单筛查适合于体检人群和自测。

2. 条件反应行为测听适合于 3 岁以下正常发育儿童以及智力低下儿童听功能检查。

3. 纯音测听适合于 6 岁以上智力正常的儿童以及成年人的听觉功能评价。

【实训操作程序】

听觉障碍实训操作简易流程,见图 10-1。

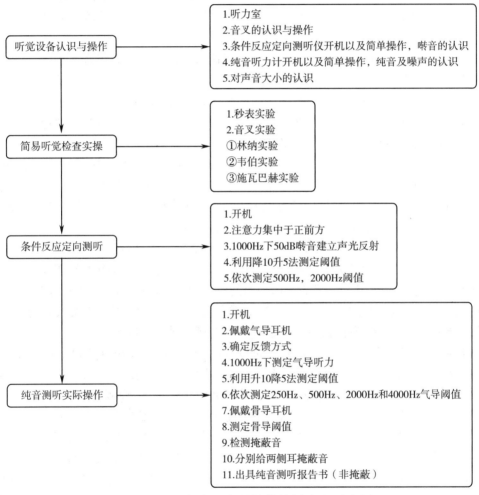

图 10-1　听觉障碍实训操作简易流程示意图

【操作要点】

1. **听力室的基本布局**　测听仪器在听力室中的放置位置,测试者的位置,受试者的位置。了解声场中喇叭的放置,尝试在声场中进行声音的定位。分别尝试为受试者佩戴纯音测听计的气导耳机和骨导耳机,感受听力计的输出声音以及强度变化。

2. **认识音叉的形状和结构**　音叉由合金制成,包括平行的音叉臂和音叉柄,观察不同频率音叉叉臂的长度,敲击音叉,一般以叉臂敲击鱼际肌或尺骨鹰嘴,将叉臂末端放于外耳道水平线上试听音叉所发出的声音,再将叉柄抵于双侧乳突部以及前额正中感受振动觉。

3. 秒表测听的操作 检查时检查者站于被检者身后,手持秒表,将秒表置于受检耳外耳道水平线上,为避免交叉听力以及绕耳效应,被检者另一侧耳可用耳塞堵住,检查者将秒表由远至近移动至受检耳可以听到的距离时,记录此时秒表距外耳道口的距离,正常人秒表听距为100cm,计算式为听敏度=受检耳听距(cm)/秒表标准听距(cm)。正常秒表听敏度为1。

4. 音叉测听的操作 临床常选择256Hz和2048Hz的音叉进行检查,在使用音叉检查听力时,检查者先一手持叉柄,用叉臂敲击另一手的鱼际肌或者尺骨鹰嘴,敲击力度不可过大,以免引起泛音影响检查。然后将振动的音叉两叉臂末端放置距外耳道口1cm的水平线上,检查气导听力。再将振动音叉叉柄底端放置于检查耳侧的乳突部表面以及前额正中表面检查骨导听力。

(1)林纳试验(Rinne test,RT):又称气骨导对比试验,检查时,先将音叉放置于受检耳侧的乳突部测试该侧骨导听力,当听不到声音时,立即测同侧的气导听力,记录比较气骨导听力的时间长短,也可反过来测试。当气导听力时间大于骨导听力时间,记录为阳性(+);气导与骨导相等时记录为(±);气导小于骨导时记录为(−)。(+)时为正常或感音神经性聋,(−)时为传导性聋,(±)时为中度传导性聋或混合性聋。

(2)韦伯试验(Weber test,WT):又称骨导偏向试验,检查时,选择低频音叉,256Hz或512Hz音叉,振动后将叉柄底端放置于颅骨中线位置,一般为前额正中或颏部,由受试者判断声音的偏向。当两侧声音相当时,记录为(=),表示听力正常或者双耳听力损失相当;偏向患侧时,提示患耳为传导性聋;偏向健侧时,说明患耳为感音神经性聋。

(3)施瓦巴赫试验(Schwabach test,ST):亦称骨导对比试验,检查时,先将振动音叉叉柄放置于检查者(正常人)一侧乳突部,当骨导听力消失时迅速将音叉叉柄转移至患者同侧耳的乳突部,再按反向进行一次,比较两者骨导听力时间的长短。受试者骨导听力时间超过检查者时,为(+),缩短为(−),两者时间相当为(±),当受试者重度听力损失时,会因交叉听力使得结果不准确。结果为(+)为传导性聋,(±)为正常,(−)为感音神经性聋。

5. 条件反应定向测听(conditional orientation response audiometry,COR)的操作 该检查是将声刺激与另一种无关刺激相结合,经多次训练后形成听觉条件反射,由此来强化幼儿对声音的反应并得以固定,并利用这种反应来获取幼儿的实际听觉能力。

操作要点:①持幼儿向前正视,利用正中声光玩具吸引注意力;②先从一侧给予1000Hz、60dB的啭音,持续5秒后同时给予同侧光电玩具2秒,吸引儿童头转向刺激侧后关闭声音和玩具;③隔3秒后另一侧同样进行操作;④反复数次达到患儿一有声音便会转向声音侧寻找玩具的反应;⑤利用降十升五法(将输出声强下降10dB后观察患儿反应,如无则增加5dB再次进行观察,从而测出患儿的最小听觉反应阈值)分别测出1000Hz、2000Hz、500Hz的反应阈值;⑥将三者数值相加后平均便为该患儿的COR反应阈值。

6. 纯音测听的操作 纯音测听是临床上获取纯音听阈的最常用方法,纯音听阈是指能引起听觉的最小声音的声压级。该项检查需要在听力室使用听力计进行测试,检查结果以听力图的形式报告。

操作要点:①作前说明以及建立反馈方式(反馈手柄的使用);②佩戴气导耳机,进行气导听力测试;③首先选择1000Hz作为中心频率,从0dB开始按照升十降五(测试者没表示听到之前按10dB提高声强,当表示听到后再降5dB进行测试以获得最小声强)原则进行测试;

④按照1000Hz、2000Hz、3000Hz、4000Hz以及500Hz、250Hz、125Hz的顺序分别测试听阈；⑤佩戴骨导耳机,按照上述方法测定骨导听力；⑥进行测试耳气导测听,同时对侧耳给予20dB白噪声掩蔽,了解掩蔽声与测试声的区别和如何进行掩蔽操作；⑦按同样方式进行一次骨导听力的测试；⑧打印测试结果,计算双耳听力阈值。

7. 纯音听力图的阅读 纯音听力图是以曲线图形的方式表现受试者在测试频率以内的听力阈值,通过听力图,不仅可以得出受试耳的纯音听阈,而且可以判断听力障碍的类型,从而为临床治疗和助听器的验配提供参考(图10-2~图10-5)。

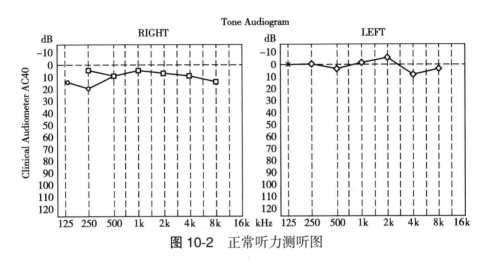

图10-2 正常听力测听图

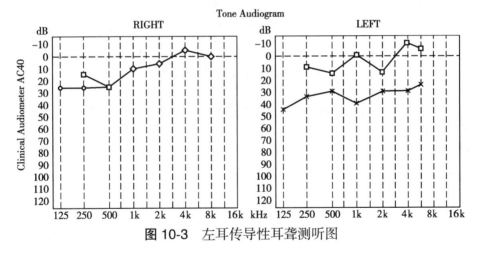

图10-3 左耳传导性耳聋测听图

【要点辨析】

1. 测听用声音的种类

(1)秒表声:是指运动性秒表所发出的"滴答"声音,其主频在3~8kHz水平,属于高频声音,可以用作老年性耳聋的检查。

(2)音叉声:是指音叉的两个平行叉臂振动时共振产生的声音,该声音接近于纯音,其频率随音叉叉臂的长短而定,临床常用的一组五只音叉频率分别为128Hz、256Hz、512Hz、1024Hz、2048Hz。临床常用256Hz和512Hz的音叉进行骨导试验。

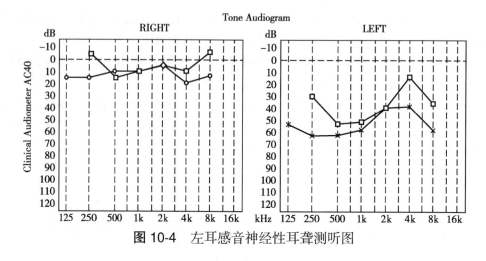

图 10-4 左耳感音神经性耳聋测听图

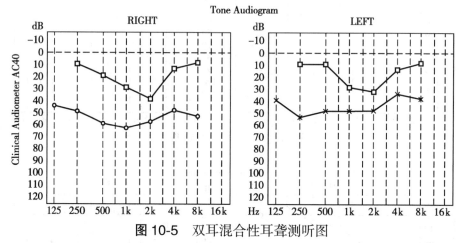

图 10-5 双耳混合性耳聋测听图

（3）纯音：是指由听力计发出的具有单一标准频率特征的短时程声音，是声压随时间按正弦函数规律变化的声波。

（4）噪声：是指由许多频率、强度和相位不同的声音无规律的组合在一起所形成的声波，其特点为振动无周期性。噪声又分为白噪声和窄带噪声，白噪声中各频率成分的能量分布比较均匀，频谱很宽，当白噪声受某种频率范围的带通滤波器滤波后获得的频段较窄的噪声为窄带噪声。

（5）啭音：是指纯音信号在某一中心频率处所发生的音调高低的连续周期性变化，啭音是一种调频信号，它听起来不像纯音信号的调高一成不变。啭音多用于幼儿声场测试中。

2. 输出声强与响度　输出声强是指由听力计发出声音的强度，这种声音的强度反映到人耳中所形成的声音大小的感觉称为声音的响度。

3. 正常人对声音大小的主观感受　见表 10-1。

表 10-1　正常人对声音大小的主观感受

主观感受	声音大小
树叶的沙沙声，小鸟的叫声（远距离）	0~10dB

续有

主观感受	声音大小
耳语声	20~30dB
清晨时的街道（微小声）	30~40dB
办公室（小声）	40~50dB
交谈声（距离1米，正常声）	50~60dB
闹市区	60~70dB
喊叫声（大声）	70~80dB
汽车引擎声	80~90dB
火车声	90~100dB
飞机起飞声	100~130dB

4. 音叉试验结果　常见音叉试验结果的对照，见表10-2。

表 10-2　音叉试验结果比较

	正常	传导性聋	感音神经性聋
林纳试验（气导骨导比较试验）	阳性（+）	（－）或（±）	（+）
韦伯试验（骨导偏向试验）	两侧程度相等，无偏向	偏向患侧	偏向健侧
施瓦巴赫试验（骨导对比检查法）	（±）	（+）	（－）

5. 听觉行为与听觉反射　听觉行为是指在4个月到2岁时婴幼儿对声音刺激所出现的行为变化，即当儿童受到声音刺激时，头或眼球会转向声源方向一侧，以寻找声源。也可以是其他行为特征的变化，比如玩耍活动的停止，惊吓动作，眨眼以及语言等行为。

听觉反射是指3个月以内的小儿对声音出现的反射行为，常见的有听睑反射（听到声音后闭眼或睁眼，眨眼）、觉醒反射（被声音从睡眠中惊醒）、Moro反射（躯干伸直，上臂外伸再屈曲到胸前，左右对称，同时伴有哭闹等行为）。60~75dB的声音可引起上述反射。

6. 听阈　是指可以引起听觉的最小声强。听阈提高代表着听力的下降。

7. 听阈的计算　语言频率的平均听阈计算是将500Hz、1000Hz和2000Hz三个频率的听阈相加后除以3所得的结果。

8. 声压级、感觉级和听力级

（1）声压级：指的是声强级的客观物理量，一般听力设备的输出范围以声压级表示，缩写为dBSPL。

（2）感觉级：指的是每个人受试耳的阈上分贝值，缩写为dBSL。

（3）听力级：指的是参考听力零级计算出来的声级，缩写为dBHL。

声压级为声音的绝对数值，而感觉级和听力级均为比较而来，属于声音的相对数值。

听力零级：指的是参考正常人听力水平得出的结果，缩写为dBnHL，常用作测试时实际听阈值的单位。

【注意事项】

1. **听觉适应**　指在持续给声音刺激后听觉对声音的适应现象,主观感到声音强度下降,或对声音不再敏感。测听中要避免此现象出现,因此在听觉测试中,两次测试声音间隔 3 秒左右以避免测试结果的不准确。

2. **测试时间**　幼儿由于注意力不易集中,因此在长时间的测听中会出现幼儿不配合的现象,因此,采用测听时间不超过 15 分钟以及多次测听的方式以获得准确的结果。

3. **声音反馈的建立**　纯音听力检查中手持反馈仪的学习对于患者非常重要,因此在测听开始之前,试验给声确定受试者能够正确回馈后在进行检查。每个频率的听阈检查反复进行 3 遍,以 3 遍中最小听阈值作为受试者的实际听阈。

【扩展与补充】

(一) 听觉生理

1. **声音的感受**　人对声音的感受器官是耳,人耳能感受的声波频率在 20~20 000Hz 之间,而对 1000~3000Hz 之间的声音最为敏感。在自然界中,绝大部分的声音为复音,即是由多种频率组成的复合音。人的言语声也属于复合音的范畴。听觉是声音作用于听觉系统所引起的感觉。听觉系统包括了听觉感受器官 - 耳,传递声音冲动的神经组织,以及感受声音的中枢组织。

2. **人耳**　由外耳、中耳和内耳三部分组成,除了外耳之外,中耳和内耳都包埋在颞骨之中。外耳和中耳是感受声音机械刺激的地方,内耳则负责将声音的机械刺激转换为神经电活动,转化好的神经电活动也即是神经兴奋就会沿听神经向中枢传递,人对声音的感知中枢定位在大脑的颞叶。

3. **外耳的生理**　外耳包括耳郭和外耳道,耳郭主要起到收集声音并把声音向外耳道传递的作用,由于进化的作用,它已不像在动物当中那样重要了。外耳道不仅传递声音,还有对声音的共振作用,据测算,声音在外耳道内经过共振之后声压可以提高 10~15dB 左右,外耳还参与了对声源的定位功能。

4. **中耳的生理**　中耳为一个腔室结构,外界有鼓膜封闭了外耳道,内有三块听小骨,听小骨彼此通过关节相连,组成了听骨链,通过听骨链的杠杆作用,可以将声音进一步放大,其增压作用相当于将声音再放大 27dB,这样就将经外耳道传递的声音能量放大并足以激动内耳耳蜗中的淋巴液,从而使得内耳产生了声音冲动。

5. **内耳的生理**　内耳的主要结构是耳蜗,耳蜗的功能可以概括为:感音功能,即可以将声音的机械刺激转换为能够刺激神经末梢的冲动兴奋形式;对声音特征的编码,也就是能够对传入声音的频率和声强进行分析综合,使得大脑能够感受和处理传入声音中的信息。

6. **声音的传入途径**　声音主要经过两种途径传入内耳引起听觉,一是通过鼓膜和听骨链,二是通过颅骨对声音的振动传递。前者称为空气传导,简称为气导;后者称为骨传导,简称为骨导。气导听力的产生是由于声音由外耳集音,中耳传音,将空气中的声音能量(声波)传入内耳,内耳耳蜗中淋巴液产生波动,振动了内耳中的对声音的感受器,从而产生对声音的感觉。骨导听力的产生是声波直接经过颅骨途径使耳蜗中外淋巴液产生波动,刺激内耳的听觉感受器产生听觉的过程。在正常听觉功能中,骨导对声音的传递作用甚是微小,不是感受声音的主要途径,因此,临床上所定义的听阈则以气导数作为基准,但是骨导听力在鉴别耳聋的分型中非常重要,因此也要进行检查。

(二)新生儿听力筛查

1. **背景** 研究显示新生儿听力损失是最主要的出生时异常,根据 2006 年第二次全国残疾人抽样调查结果,中国现有听力残疾人 2780 万,其中 17 岁以下听力残疾人数为 58.1 万,由于药物、遗传、感染、疾病、环境噪声污染、意外事故等多方面因素,每年新生聋儿多达 3 万名。新生儿和婴幼儿的听力损失将对患儿的一生产生巨大影响,因为语言和知识都是在生后主要通过听觉获得的,听觉障碍将直接导致儿童在语言发育的敏感期不能靠听觉功能来从环境中获得足够的语言信息,造成患儿的语言发育迟缓或不能进行言语。使得患儿不能接受正常的教育和进行社会交往,不能参与到社会中去,对家庭和社会造成影响。

2. **筛查对象** 主要包括一是所有出生的正常新生儿;二是具有听力障碍高危因素新生儿。具有听力高危因素的新生儿主要包括:

(1)在新生儿重症监护室中住院超过 24 小时。

(2)有听力障碍家族史。

(3)母亲因患巨细胞病毒、风疹病毒、疱疹病毒、梅毒或弓形虫引起的宫内感染。

(4)颅面形态畸形,包括耳郭和耳道畸形等。

(5)出生体重低于 1500g。

(6)患高胆红素血症。

(7)母亲在怀孕期使用过耳毒性药物。

(8)患细菌性脑膜炎。

(9)出生后 1 分钟 Apgar 评分低于 4 分;出生后 5 分钟 Apgar 评分低于 6 分的。

(10)机械通气时间超过 5 天。

(11)临床上怀疑存在与听力障碍或者感觉神经功能障碍有关的综合征。

3. **听力筛查技术** 目前我国使用的听力筛查方法,主要有耳声发射(otoacoustic emissions,OAE)和自动听性脑干反应(automated auditory brainstem response,AABR)。

(1)耳声发射:耳声发射是通常声波传入内耳的逆过程,即产生于耳蜗的声能经中耳结构再穿过鼓膜,进入耳蜗的外毛细胞,然后由外毛细胞反射出能量,在外耳道记录得到。耳声发射据其有无外界声刺激分为自发性耳声发射(SOAE)和诱发性耳声发射(EOAE),后者按刺激的类型分为瞬态诱发耳声发射(TEOAE)、畸变产物耳声发射(DPOAE)和频率刺激耳声发射(SFOAE)。耳声发射与内耳功能密切相关,任何损害耳蜗外毛细胞功能的因素使听力损害超过 40dBHL 时,都能导致耳声发射明显减弱或消失。而且,耳声发射是一项无创伤性技术,操作简便,测试两耳仅需要 10 分钟。由于几乎所有正常耳都能引出 TEOAE 和 DPOAE,而 SOAE 只有 50%~60% 的正常耳能记录到。因此,新生儿听力筛查常用 TEOAE 和 DPOAE。

(2)自动听性脑干诱发电位技术(AABR):通过专用测试探头实现的快速、无创的脑干诱发电位(ABR)检测方法。AABR 技术的出现和使用,目的在于与 OAE 技术联合应用于筛查工作,全面检查新生儿耳蜗、听神经传导通路、脑干的功能状态。具有听力损失高危因素的新生儿出现蜗后病变的可能较大。如果单纯使用 OAE,可能会漏筛蜗后病变。因此具有听力损失高危因素的新生儿,最好采用 OAE 和(或)AABR 联合进行听力筛查,以免漏筛本病。

筛查的结果都以"通过"或"未通过"表示。一般而言,OAE 和 AABR 的敏感度及特异度均可以达到 95% 以上,而 OAE 略低于 AABR。

4. **听力筛查方案** 普通新生儿(34 周以上)在生后 24~48 小时进行筛查,院内筛查可以采用耳声发射技术,该技术检查快捷方便,儿童熟睡时即可进行,具有高检出率,测试时间短,对环境要求较低。有条件的机构也会联合 AABR 进行检测,通过者即可出院,未通过者进行脑干诱发电位筛查,通过者出院,未通过者要求在第 42 天时进行复查。复查时仍未通过,或高危儿童,在 3~6 个月时进行诊断性听力检查确诊,明确干预手段。

5. 新生儿和婴幼儿听力的早期干预 新生儿和婴幼儿听力的早期筛查、诊断是为了早期干预,早期进行听力和语言训练,使得患儿能够进入正常学校就读,获取正常的知识和交流技巧,提高患儿总体发育水平,适应社会。早期干预不仅仅包括为患儿验配助听器,进行电子耳蜗植入手术,需要认识的是,对患儿进行一定强度的声音刺激,使患儿的听觉系统得以兴奋也属于干预的范围。因此,当患儿听力筛查未通过时,并不要急于给患儿进行助听器验配或电子耳蜗的植入,可以先进行听觉能力的训练以观察患儿的听觉发育情况,必要时再进行助听器和人工耳蜗的干预。但需要认识的是,不能等待,所采取的措施不可晚于 6 个月以后,所以需要专业人员对儿童家长进行宣教。

(三)中国第二次全国残疾人抽样调查残疾标准之听力残疾标准

1. 听力残疾的定义 是指人由于各种原因导致双耳不同程度的永久性听力障碍,听不到或听不清周围环境声及言语声,以致影响其日常生活和社会参与。

2. 听力残疾的分级

(1)听力残疾一级:听觉系统的结构和功能方面极重度损伤,较好耳平均听力损失≥91dBHL,在无助听设备帮助下,不能依靠听觉进行言语交流,在理解和交流等活动上极度受限,在参与社会生活方面存在极严重障碍。

(2)听力残疾二级:听觉系统的结构和功能重度损伤,较好耳平均听力损失在81~90dBHL,在无助听设备帮助下,在理解和交流等活动上重度受损,在参与社会生活方面存在严重障碍。

(3)听力残疾三级:听觉系统的结构和功能中重度损伤,较好耳平均听力损失在61~80dBHL,在无助听器设备帮助下,在理解和交流等活动上中度受限,在参与社会生活方面存在中度障碍。

(4)听力残疾四级:听觉系统的结构和功能中度损伤,较好耳平均听力损失在41~60dBHL,在无助听器设备帮助下,在理解和交流等活动上轻度受限,在参与社会活动方面存在轻度障碍。

【实训小结】

1. 总结常见的听力检查都有哪些方法?
2. 使用音叉法进行简易听力检查,并分析结果。

(张庆苏)

十一、儿童听觉语言障碍的评价

【目的与要求】

1. **了解** 听障儿童听觉语言能力评估的流程。

2. **掌握** 听障儿童林氏六音评估方法;听障儿童听觉能力评估方法;听障儿童语言能力评估方法。

【实训前准备】

1. 阅读教材《语言训练学》(第3版)"听力障碍"章节的相关内容。

2. 准备材料

(1)评定量表:林氏六音评估表,见实训内容。

(2)参考书:《听力障碍儿童听觉能力评估标准及方法》,主编孙喜斌,三辰影库音像出版社。

(3)参考书:《语言能力评估标准及方法》,主编孙喜斌,三辰影库音像出版社。

(4)听觉能力评估表,见附表一。

(5)言语能力评估表,见附表二。

(6)训练用具:锣鼓、玩具动物、CD机、音乐及各种自然声的光盘、哨子、喇叭、训练用各种图片。

【适应证】

1. 存在听力损失的儿童。

2. 由于听力损失而引起言语语言障碍儿童。

【实训操作程序】

听障儿童评估方法的简易流程,见图11-1。

【评估方法】

(一)林氏六音评估方法

林氏六音评估方法是学者Daniel Ling提出来的,它包含了频率由低到高的6个音:/m/、/u/、/a/、/i/、/sh/、/s/。林氏六音测试仅用6个音就覆盖了250~8000Hz的频率范围,因此它可以在短时间内快速、有效地检查儿童能否察觉、识别言语频率范围内的声音。

评估方法:测试时测试者坐在孩子身边或后面,回避视觉,发音距离距受试耳约30cm,用中等音量发出,若受试者有察觉反应或复述正确,在相应空格画"√",填写表11-1。

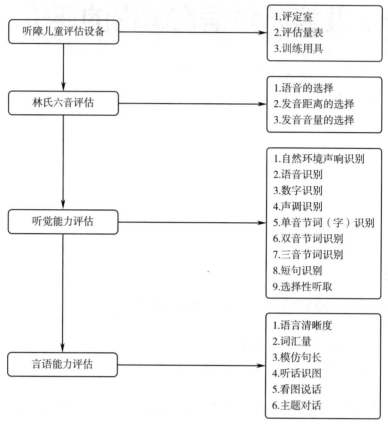

图 11-1　听障儿童评估方法的简易流程

表 11-1　林氏六音评估表　　　　　　　　（评估日期：　　　　　）

	m	u	ɑ	i	sh	s
左耳						
右耳						

(二)听障儿童听觉能力评估方法

1. 概述　听障儿童听觉能力评估系列词表,以图画为表现形式,内容包括自然声响识别、语音识别、数字识别、声调识别、单音节词识别、双音节词识别、三音节词识别、短句识别和选择性听取 9 项。

2. 评估标准　通过言语最大识别得分判断其助听效果,通常分为最适、适合、较适、看话四个等级,见表 11-2。

表 11-2　听觉言语评估标准

听力补偿(Hz)	言语最大识别得分(%)	助听效果	康复级别
250~4000	≥90	最适	一级
250~3000	≥80	适合	二级

续表

听力补偿（Hz）	言语最大识别得分（%）	助听效果	康复级别
250~2000	≥70	较适	三级
250~1000	≥44	看话	四级

3. 评估内容及方法

（1）自然环境声响识别：测试方法：测试内容选20种声响。共分4组，每组五张测试图片，通过CD播放测试音，为了体现发音的随机性共有数种测试模式，测试时可任选其中一种模式，以组为单位随机出示图片并在被试面前摆放好，提示被试聆听测试音，并依据测试音指认相应图片。在第一循环测试中，每组有两个测试音出现。在第二循环测试中，每组有三个测试音出现。20张图片共循环2次完成测试。测试在较安静房间进行，CD扬声器距被试儿童1米，并与听力障碍儿童助听器在同一水平面，呈零度角（被试正前方），其声压级（SPL）控制在65dB左右。考虑到听力障碍儿童的心理特点，所有用听声识图游戏法评估，测试在10分钟内完成，按测试表格记录，结果计算公式：识别得分（%）=（正确回答数/测听内容总数）×100%。

（2）语音识别：语音识别分为韵母识别和声母识别。

1）韵母识别：《汉语拼音方案》中韵母表中有31个韵母，按照语音测试词表编制规则组成75个词，共分为3个测听词表即词表1、词表2和词表3，编成25组，每组由3个词组成，其中有1个测试词，2个陪衬词，全部配有彩色图片。

2）声母识别：《汉语拼音方案》中有21个声母，按照语音测试词表编制规则组成75个词，共分为3个测听词表即词表1、词表2和词表3，编成25组，每组由3个词组成，其中有1个测试词，2个陪衬词，全部配有彩色图片。

3）测试方法：测试时，被试坐在测试参考点位置，依据测试目的的不同选择韵母识别词表或声母识别词表。用听说复述法主要评估听障儿童的语音听辨能力及听障儿童的发音水平。用听话识图法主要用于评估听力障碍儿童的语音听辨能力及助听器或人工耳蜗应用效果。测试时，依次以组为单位出示图片，在3个词表中随机选择一个测试词表作为发音词表，25组图片循环出示一次即可完成测试，原则上发音词应是同一词表，陪衬词是其他两个词表，图片应随机摆放。

4）结果：使用计算公式为"识别得分（%）=（正确回答数/25）×100%"。在3个词表中，发音词若随机，计算结果时要考虑到每一个词的归一化系数K。计算公式为：韵母（声母）识别得分=（测试词应得满分/实际得分）=（$k_1 \cdot x_1 + k_2 \cdot x_2 + \cdots + k_{25} \cdot x_{25} \times 100\%$）/（$k_1 + k_2 + \cdots + k_{25}$）。

5）注意事项：①$k_1, k_2, \cdots k_{25}$为测试词对应的归一化系数；②$x_1, x_2, \cdots x_{25}$为测试词对应得分，正确记为"1"，错误记为"0"。

（3）数字识别：本测试主要了解听力障碍儿童对数字的识别能力，1~10的数字随机选出25个，编成5组，每组5个数字。

1）测试方法：采用听话识图法（封闭项）。测试时，被试者坐在测试参考点位置，测试者与被试者并排而坐，位于被试者较好耳一侧，每次出示5张同组测试图片，首次分别读其中2张，被试者可根据发声词选出图片，第二次循环出示图片分别读剩余3张，被试者可根据发声词选出图片，循环两次可完成测试。主试者可将被试者错答的数字写在测试记录上，为结果分析制定康复听力学措施提供依据。

2）测试结果计算：识别得分（%）=（正确回答数／测听内容总数）×100%

（4）声调识别：声调识别分别为同音单音节声调识别和双音节声调识别，通过同音单音节声调识别，主要了解听力障碍儿童的声调识别能力；双音节声调识别主要评估听力障碍儿童对声调的识别及理解能力。

1）测试方法：测试时，首先让听力障碍儿童位于参考测试点，在一小桌前坐好，测试条件同自然环境声识别。进行单音节声调识别时，出示4张标有声调符号的图片，测试者依据词表发声，分别读出5组测试音，用听声识图法进行测试，被试者可根据发声词分别选出图片。若采用听说复述法测试，要求只要声调回答正确即得分，如 mǎ 回答成 bǎ 等。进行双音节声调识别时，每组两张图片，出示图片时同时发音，待图片在被试面前摆好后再随机选其中一张图片，让被试选择。整个词表可循环一次完成测试。

2）测试结果计算：识别得分（%）=（正确回答数／测听内容总数）×100%。

（5）单音节词（字）识别：本项测试由同等难易程度的两个词表组成，每个词表有35个词（字），包括了《汉语拼音方案》中全部声母及35个韵母中的30个。本项测试可以判断听力障碍儿童佩戴助听器后，对韵母、声母、声调在单词中的综合听辨能力。

1）测试方法：可根据听力障碍儿童实际言语能力选用"听话识图法"或"听说复述法"进行测试。在听话识图法中每个词表有7组图片，每组有五个词，评估时，以每组为单位出示图片，可分别随机读出两张图片让被试识别，依次测试，待第二次循环时将该组未测三张图片分别读出让被试识别。7组图片共循环出示2次可完成评估，每个词都有发音机会。

2）测试结果计算：识别得分（%）=（正确回答数／测听内容总数）×100%。

（6）双音节词识别：本项测试通过对双音节词识别，了解听力障碍儿童言语可懂度及言语识别得分，评估听觉功能。共选60个词，分为词表1和词表2，每个词表30个词，共分为6组，每组5个词。词表1考虑了传统的言语测听双音节词的编制规则，根据两个音节同等重要的理论，选词时避免轻声出现，选用扬扬格双音节词，同时考虑听力障碍儿童的言语特点。词表2与词表1的不同点就是不回避轻声，因为普通话声调与西方语系不同，具有重要的辨意作用，轻声同属调类，其作用也不例外，而且轻声在汉语声调中的出现率为8.63%，故采用词表2评估听力障碍儿童佩戴助听器或人工耳蜗植入后的听觉功能更具有实际意义。

1）测试方法：可根据听力障碍儿童实际言语能力选用"听话识图法"或"听说复述法"进行测试。评估时，以每组为单位出示图片，可分别随机读出两张图片让被试者识别，依次测试，待第二次循环时将该组未测三张图片分别读出让被试者识别。6组图片循环出示2次可完成评估，每个词都有发音机会。

2）测试结果计算：识别得分（%）=（正确回答数／测听内容总数）×100%。

（7）三音节词识别：通过三音节词识别，测试听力障碍儿童感知、分辨连续语言的能力。随着听力障碍儿童言语的发展，三音节词识别是单音节词向多音节词的过渡阶段。

1）测试方法：可根据听力障碍儿童实际言语能力选用"听话识图法"或"听说复述法"进行测试。在听话识图法中每个词表有5组图片，每组有五个词，评估时，以每组为单位出示图片，可分别随机读出两张图片让被试识别，依次测试，待第二次循环时将该组未测三张图片分别读出让被试者识别。5组图片共循环出示2次可完成评估，每个词都有发音机会。

2）测试结果计算：识别得分（%）=（正确回答数／测听内容总数）×100%。

（8）短句识别：短句识别是评价听力障碍儿童佩戴助听器或植入人工耳蜗后，感知和分辨连续语言能力及听觉功能的重要途径。本词表选用"学说话"教材中听力障碍儿童熟知的 20 个句子,分成 4 组,每组由 5 个句子组成,全部配有图片。

1）测试方法:可根据听力障碍儿童实际言语能力选用"听话识图法"或"听说复述法"进行测试。选用听说复述法可根据每句关键词是否正确计算得分(每个关键词 2 分,共 50 个关键词),选用听话识图法以每组 5 张图为单位出示词表,可分别随机读出两张图片让被试者识别,依次测试,待第二次循环时将该组未测三张图片分别读出让被试者识别。4 组图片共循环出示 2 次可完成评估,每个词都有发音机会。

2）测试结果计算:识别得分(%)=(正确回答数 / 测听内容总数)×100%。

（9）选择性听取:听障儿童佩戴助听器的目的是要走向社会进行听觉言语交往,选择性听取就是人为的创造某种自然环境或社会环境,如本项测试设计的自然环境噪声、音乐背景声,在这些声音中选择性听取某种信号声,来推断听障儿童的听觉功能及社会交往能力。

1）测试方法:本项测试采用"听话识图法"进行,用经过标定的酒楼噪声、言语噪声、市场噪声或音乐声等作为背景噪声,采用口声测试法,将信噪比控制在 +10dB(如 70dBSPL/60dBSPL=10dBSPL)或 +20dB、+30dB,可依据听障儿童的实际听觉能力选定,让听障儿童在自然环境噪声中或音乐背景声中识别双音节词或短句,具体操作及评分方法同双音节词或短句识别。选择性听取所用词表与双音节词表、短句识别词表共用。

2）测试结果计算:识别得分(%)=(正确回答数 / 测听内容总数)×100%。

【注意事项】

（1）选择与年龄相宜的词表:在对患者进行评估时,首先应根据评估目的和患者水平选择合适的词表。一般听话识图的使用方法都适用于 3 岁以上儿童。此外,由于听觉能力评估的内容较多,可依据评估目的不同选择使用相应词表,每次测试原则上 1~3 个词表为宜,测试时间约 5~15 分钟左右。若被试者注意力不集中,则易影响评估结果。在评估时应及时鼓励或中间可适当穿插休息,尽可能维持被试者的积极情绪。

（2）校准测试音强度:测试的声音强度一般使用 65dBSPL 左右(正常言语声音强度),与日常生活中言语声强、语速基本保持一致。如采用扬声器发音测试,每天开机前要进行声场校准。如采用自然口声测试法,发音者的声音要通过声级计监控其发音强度,测试者的发音强度也可在声级计的监控下进行发音器官的本体感觉记忆训练,以便掌握正常的发音强度。

（3）测试时回避视觉影响:在进行听觉能力评估时,测试者和家长应坐在听障儿童或重建效果好的一侧,并排而坐,0.5~1m 距离。评估时,既要防止儿童通过气流判断声音,也要避免其利用视觉提示。

（4）使用自然口声测试法,避免遗漏或重复测试内容:进行单音节词、双音节词、三音节词和短句识别测试时,一般需循环两次可完成测试。为避免遗漏或重复测试内容,建议测试者按照图片的奇偶号码分别给声,如第一次测试读奇数的图片,第二次循环时读偶数的图片。

（三）听障儿童语言能力评估方法

1. 概要 本项测验主要是针对听障儿童语言能力的评估。依据正常幼儿在各个年龄段上的语言发育指标,即语言年龄。作为听障儿童不同年龄段评估标准,其所涉及的并非是语言的全部要素,而只是一些具有某些明显发展意义的特征,包括对语言的理解能力、表达能力、语法能力、语言的使用能力、言语清晰度及等级词汇量 6 个方面。

2. 评估标准 见表 11-3。

表 11-3　听障儿童语言能力评估标准

康复级别	语音清晰度（%）	词汇量（个）	模仿句长（字）	听话识图	看图说话	主题对话	语言年龄（岁）
四	简单发音	20	1~2	事物的名称	事物名称、简单行动	理解"呢"	1
三	≥20~55	200	3~5	动作、外形、机体感觉	事件中的主要人物和行动	理解"什么""谁""哪个""哪儿"	2
二	≥56~85	1000	6~7	个性品质、表情情感	主要人物和主要情节	什么时候,什么地方	3
一	≥86	1600	8~10	事件、情景	百字以内的简单故事	怎么、怎么样、为什么	4

3. 评估内容与方法

（1）语言清晰度：主要对听障儿童的发音状况作出评估。共分为四个级别,每个级别的语言清晰度与相应的语言年龄一致。为了提高客观性,本测验采用三级测试方法,即将测试人员分为三个级别：一级测试人员为听障儿童直接带养者,包括听障儿童家长、训练教师；二级测试人员为间接接触听障儿童的人员,包括其他听障儿童家长、其他语训老师或直接为听障儿童服务的人员；三级测试人员为基本不与听障儿童接触的人员,包括健听儿童家长、不直接为听障儿童服务的人员。要求测试人员为当地人（不受方言影响）,无听力障碍。测试工具是 50 张语音清晰度测试双音节词图片,共分为两组,每组 25 张。

1）测试方法：四名测试人员（一级 1 名,二级 1 名,三级 2 名）面对听障儿童,主试者选择 25 张双音节测试图片依次出示,让听障儿童认读,每张图片读两遍。测试人员根据听障儿童发音,将听到的内容按顺序写在记录纸上,未听清的词可用圆圈填充记录。

2）结果：主试者依据标准答案对测试者的记录评分,评分标准双音节词每词正确为 1 分,每字正确为 0.5 分,每名测试人员满分 25 分。最后将 4 名测试人员记录的正确数累加,即可获得听障儿童的语音清晰度。

（2）词汇量：主要评估听障儿童习得的词汇总数。共分四个级别,每个级别与相应的语言年龄对应。所使用的工具是等级词汇量表,总数为 1600 个词。

1）测试方法：由语训老师、听障儿童家长或听障儿童抚养者将听障儿童掌握的词汇从词表中划出,并补充被试者已掌握但词表中未出现的词汇,一并进行统计。

2）结果：计算出该听障儿童的词汇量,并依据语言能力评估词汇量表等级标准评估其所处的级别。

（3）模仿句长：本测验主要是评估听障儿童的语法能力。本测试题分为四个等级,每个等级与相应的语言年龄一致。它所使用的工具是四组不同长度的句子及其配套图片。

1）测试方法：本测验采用"听说复述法",由主试者出示一张图片,并完整读出测试内容后,要求被试者模仿说出。

2）结果：患儿如能正确模仿则通过该级测试,并可进入下一个级别的测试。如不能完全正确模仿,可抽取同级测试内容模仿,如连续 3 次不能正确模仿则停止测试,以前一个通过的级别定级。

（4）听话识图：主要评估听障儿童对语言的理解能力。依据难度将测试内容分为四个级别，每个级别与正常儿童的语言年龄一致。所使用的测试工具是四组图片及描述内容的语句。

1）测试方法：测试人员与听障儿童面对而坐，同时出示某一级别同组图片，并描述其中一张的内容，要求听障儿童指出相应的图片。

2）结果：患儿如能指出则通过该级测试，并可进入下一个级别的测试。如不能完全正确指出，可取同级别另一组图片测试。如连续3次不能正确模仿则停止测试，以前一个通过的级别定级。

（5）看图说话：对听障儿童的语言表达能力进行评估。依据内容的难易程度，共分四个级别，每一级均与相应的语言年龄相一致。测试工具为4组图片及其讲述资料。

1）测试方法：测试人员与听障儿童面对而坐，从一级开始测试，出示一张图片，并讲述其内容，讲完后要求被试者讲述。

2）结果：根据患儿复述内容、语句的完整程度及语言的流畅度等语言要素评定，如通过则进入下一个级别测试。如不能通过，可取同级别另一组图片测试。如连续3次不能正确模仿则停止测试，以前一个通过的级别定级。

（6）主题对话：主要评估听障儿童的语言使用和交往能力。根据问句的难易程度分为四个等级，每个等级都与相应的语言年龄一致。测试工具为4组图片及相应的疑问句，或设计适合的生活场景，与听障儿童在游戏中完成测试。

1）测试方法：主试者出示一张图片，并根据其内容依次提出问题要求听障儿童回答。

2）结果：患儿如能正确回答则通过该级测试，可测试下一个级别内容。如不能通过，可取同一级别另一组图片提问，如连续3次不能正确模仿则停止测试，以前一个通过的级别定级。

【注意事项】

（1）评估时宜在相对安静环境，室内与评估无关的视听刺激物要尽量回避。

（2）选择词表目的性要明确，同时也要考虑被试者的实际情况。

（3）语言能力评估不回避视觉，测试者与被试儿童应面对而坐。

（4）要求测试者能熟练掌握评估标准，语言能力评估可在实际生活场景中进行。

【实训小结】

本次实训主要介绍了听障儿童听觉语言能力评估方法，如林氏六音评估方法、听障儿童听觉能力评估方法、听障儿童语言能力评估方法。其中林氏六音"评估方法仅用6个音就覆盖了非常广的频率范围（250~8000HZ），因无需高科技手段，且仅用一、两分钟的时间方便地检查孩子的听力补偿效果而在听障儿童康复中广泛应用。同时，它还可以用来检测儿童听觉系统（从助听器或人工耳蜗的麦克风到大脑）的完整性。听障儿童听觉能力评估包含自然声响识别、语音识别、数字识别、声调识别、单音节词识别、双音节词识别、三音节词识别、短句识别和选择性听取9个项目。听障儿童语言能力评估包含语言清晰度、词汇量、模仿句长、听话识图、看图说话、主题对话6个项目。涵盖了语法、语用、理解、表达等方面。以下问题请思考并回答：

1. 林氏六音的评估操作过程怎样进行？

2. 听力障碍儿童的听觉功能评估主要包括哪些方面？

【附表】

附表一　听觉能力评估表

评估内容		错误走向记录（正确）—（错误）	最大识别率
自然环境声响识别			
语音识别	韵母识别		
	声母识别		
数字识别			
声调识别			
单音节词识别			
双音节词识别			
三音节词识别			
短句识别			
选择性听取			
听觉康复级别		平均成绩	
康复建议			

附表二　语言能力评估表

评估日期：　　　　　　　　　　　　已训时间：
评估教师：　　　　　　　　　　　　测试环境：

评估内容	测试记录	测试结果	语言年龄
语言清晰度（%）			
词汇量			
语法能力（模仿句长）			
理解能力（听话识图）			
表达能力（看图说话）			
交往能力（主题对话）			
语言康复级别		平均语言年龄	
康复建议			

附表三　参考词表

声母表

1. 鼻　白　拔
2. 风　方　飞
3. 猫　妈　摸
4. 肚　弟　豆
5. 听　脱　踢
6. 奶　女　鸟
7. 锣　楼　林
8. 兰　铃　梨
9. 瓜　高　锅
10. 鸭　衣　烟
11. 黑　花　喝
12. 车　吃　窗
13. 鞋　洗　熊
14. 山　水　鼠
15. 裙　靴　星
16. 虾　靴　星
17. 鹿　链　辣
18. 走　早　嘴
19. 牙　鱼　园
20. 壶　河　红
21. 灯　刀　蹲
22. 本　笔　表
23. 象　线　哭
24. 家　鸡　镜
25. 菜　刺　错

韵母表

1. 白　柴　埋
2. 塔　打　马
3. 猫　刀　包
4. 脱　锅　桌
5. 喝　哥　车
6. 切　贴　街
7. 瓜　刷　花
8. 鸟　脚　表
9. 灯　风　扔
10. 攀　搬　山
11. 臭　楼　猴
12. 刺　四　日
13. 线　面　链
14. 龙　红　虫

续表

韵母表
15. 坐　握　落
16. 六　球　牛
17. 鸡　七　西
18. 书　猪　哭
19. 闻　门　盆
20. 铃　星　镜
21. 水　嘴　腿
22. 狗　手　走
23. 妹　黑　飞
24. 鱼　驴　女
25. 虾　家　鸭

单音节词测听

表 1	表 2
1. 马　盆　鸟　哭　房	1. 鼻　糖　鸡　碗　钉
2. 碗　羊　球　花　伞	2. 牛　握　鞋　袜　水
3. 摸　灯　吃　坐　猪	3. 站　枪　扔　轮　鼓
4. 白　红　眼　腿　热	4. 锣　爬　走　捡　龙
5. 被　鸡　琴　蹲　嘴	5. 猫　哭　牙　跳　摸
6. 哨　鞋　鸭　铃　鱼	6. 哭　飞　门　熊　琴
7. 狗　鞋　熊　草　锣	7. 唱　女　菜　三　房

双音节词

表 1					表 2				
1. 飞机	气球	苹果	公鸡	电灯	1. 衣服	跳绳	太阳	女人	月亮
2. 关门	冰糕	门窗	乌鸦	拍球	2. 玩具	熊猫	手绢	白菜	看书
3. 熊猫	女孩	牙刷	树叶	洗澡	3. 马车	蝴蝶	冰糕	枕头	积木
4. 吃饭	摸象	哭闹	唱歌	睡觉	4. 西瓜	电视	扫地	蜜蜂	萝卜
5. 红纸	扫地	游戏	浇花	脸盆	5. 医生	虫子	走路	毛巾	头发
6. 火车	绿草	喝水	鞭炮	弹琴	6. 洗手	跑步	水杯	牙刷	起床

三音节词

1. 小提琴	小朋友	一双鞋	五朵花	穿衣服
2. 鸡吃米	拾苹果	骑木马	助听器	踢足球
3. 大熊猫	吹气球	三筐梨	剪指甲	四条鱼
4. 自行车	鸟在飞	两个人	垃圾箱	三轮车
5. 布老虎	放鞭炮	吃饼干	红萝卜	洗手绢

附表四　汉语（普通话）言语测听分级词表

一级词汇
爸爸　妈妈　老师　眼睛　鼻子　耳朵　嘴　衣服　裤子　鞋　袜子　猫　羊　狗　兔　猴子　大

续表

一级词汇
象 老虎 鱼 鸡 苹果 西瓜 香蕉 橘子 汽车 火车 飞机 花 草 树 灯 门 娃娃 积木 米饭 馒头 桌子 凳子 走 跑 跳 拿 吃饭 喝水 睡觉 尿尿 谢谢 再见

二级词汇
叔叔 阿姨 爷爷 奶奶 小朋友 姐姐 妹妹 哥哥 弟弟 脸 头 头发 手 脚 牙 舌头 胳膊 腿 肚子 脖子 屁股 背心 裤衩 裙子 鞋 帽子 手绢 雨伞 鸟 燕子 蝴蝶 蜻蜓 青蛙 蚊子 苍蝇 蜜蜂 虫子 蚂蚁 熊猫 鸡 鸭 猪 马 牛 狮子 骆驼 长颈鹿 鱼 面包 饺子 油条 饼 水 包子 黄瓜 白菜 萝卜 茄子 芹菜 豆角 土豆 西红柿 辣椒 葱 蒜 鸡蛋 豆腐 桃 李 杏 菠萝 房子 楼 窗户 床 杯子 枕头 玻璃 厕所 教室 沙发 柜子 地毯 电话 电冰箱 电视机 录音机 表 毛巾 梳子 秋千 滑梯 球 气球 碗 勺 刀 筷子 花生 瓜子 糖 雪糕 汽水 饼干 太阳 幼儿园 公园 医院 商店 药 针 书 本 笔 黑板 白 黑 红 绿 爬 躺 坐 站 拍 看 听 摸 放 背 抱 飞 开 关 洗 吃 喝 排队 起床 起来 坐下 上课 好 坏 大 小 高矮 不好 哭 笑

（刘晓明）

十二、儿童听觉语言障碍的治疗

【目的与要求】

1. **掌握**　听障儿童的听觉训练方法。
2. **了解**　听障儿童的构音训练方法。
3. **熟悉**　听障儿童的言语训练方法。

【实训前准备】

1. 阅读教材《语言训练学》(第 3 版)第四章"听力障碍"相关内容。
2. 准备材料

训练用具:锣鼓、玩具动物、CD 机、音乐及各种自然声的光盘、哨子、喇叭、训练用各种图片。

【实训操作程序】

(一)聋儿言语听觉培建目标

1. 听觉感知训练的内容与目标　见表 12-1。

表 12-1　听觉感知训练的内容与目标

项目	内容要求	目标
寻声(声音的有无)	与儿童的生活环境相关且熟悉的,有意义的不同频率和振幅的声源(自然声、玩具声、家用电子设备声、人体声、语声、音乐、歌曲等)	形成听觉意识;会用行为表示声音的有无

2. 闭合水平听觉辨识训练　见表 12-2。

表 12-2　闭合水平听觉辨别训练

项目	内容	目标
感受声音差异	1. 差异较大的自然声(例如:"电话"声、"敲门"声) 2. 时长、频率、振幅等各方面差异不同的语言模仿声(例如各种动物叫声) 3. 话语声:男、女声,小孩声 4. 自己"名字"声与别人"名字"声	帮助他们感受声音之间的差异,知道不同的声音有不同的意义。不要求具体指出是哪个物体发出的声响
超音段音位辨听	辨听被模仿的各种交通工具或动物玩具的叫声,听觉辨识能力的形成	

续表

项目		内容	目标
音节数量不同词语的辨听		孩子熟悉并已经理解"三音节词 - 单音节词 - 双音节词"	
音节数量相同差异较大语音辨听		孩子熟悉并已经理解多音节词汇发音	
单元音音词汇	1. 声母辨别	孩子熟悉并已经理解单音节词	
	2. 韵母辨别		
	3. 韵尾相同单音节词辨听（-n；-ng）		
	4. 同声母、同韵尾但不同元音的词	①舌位高低不同的元音：b（a-e，a-i，a-u，e-i，e-u）n；b（a-e，a-i，a-u，e-i，e-u）ng ②舌位高低接近但前后不同的元音：in-un；in-ün；un-ün；ian-uan；ian-üan；uan-üan	
	5. 辨别单元音、复元音 + 鼻音韵尾	a-ai；a-ao；a-an；a-ang；e-en；e-eng；i-ia；i-iu；i-iao；i-ian；i-iang；i-in；i-ing；i-iong；u-ua；u-uai；u-ui；u-un；u-uo；ü-üe；ü-üan；ü-ün	
	6. 辨别有相同元音和韵尾但声母不同的单元音	1. 发音方法、部位、清浊音不同的词 ①鼻音—非鼻音 (m-g；m-k；m-h；m-j；m-q；m-x；m-sh；m-zh；m-ch；m-s；m-z；m-c；m-d；m-t；n-g；n-k；n-h；n-j；n-q；n-s；n-b；n-p；n-f；) ②边音—爆破音 (l-p；l-b；l-k；l-g) ③边音—擦音 (l-f；l-h；l-x；l-sh；l-s) ④边音—塞擦音 (l-q；l-j；l-ch；l-zh；l-c；l-z) ⑤爆破音—擦音 (p-r；b-r；k-r；g-r；t-r；d-r) ⑥擦音—塞擦音 (r-c；r-z；r-q；r-j) 2. 发音方法和部位不同、清浊相同的声母 ①鼻音与非鼻音 (m-r；m-l；n-r；n-l) ②边音—擦音 (l-r) ③爆破音—擦音 (b-q；p-q；b-j；p-j；b-ch；p-ch；b-zh；p-zh；g-c；k-c；g-z；k-z；g-ch；k-ch；g-zh；k-zh；d-q；t-q；d-j；t-j；b-c；p-c；b-z；p-z；g-q；k-q；g-j；k-j；d-c；t-c；d-z；t-z；d-ch；t-ch；d-zh；t-zh；)	听觉辨识能力形成

续表

项目	内容	目标
单元音词汇	④擦音—塞擦音 (f-j;f-q;f-ch;f-zh;h-c;h-z;h-ch;h-zh;x-c;x-z;s-j;s-q;sh-c;sh-z;s-ch;s-zh;f-c;f-z;h-j;h-q;x-ch;x-zh;sh-j;sh-q;) 3. 发音方法和清浊不同、发音部位相同的声母 ①鼻音—非鼻音 (m-b;m-p;m-f;n-d;n-t) ②边音—爆破音 (l-d;l-t) ③擦音—塞擦音 (r-ch;r-zh) 4. 发音方法和清浊相同、发音部位不同的声母 ①鼻音—非鼻音 (n-l) ②爆破音—擦音 (d-f;p-f;g-h;k-h) ③擦音—塞擦音 (s-c;s-z;sh-ch;sh-zh;x-j;x-q) 5. 发音方法和部位相同、清浊不同的声母 擦音(sh-r) 6. 发音方法和清浊相同、发音部位不同的声母 ①鼻音 (m-n) ②爆破音 (p-k;b-g;p-t;b-d;t-k;d-g;) ③擦音 (f-h;f-x;f-sh;s-h;s-x;sh-h;f-s;s-sh;sh-x) ④塞擦音 (c-q;z-j;c-ch;z-zh;ch-q;zh-j)	
7. 辨别不同声调的单音节词	第1声—第3声;第2声—第4声;第1声—第4声;第3声—第4声;第1声—第2声;第2声—第3声;第1声—第2声;第3声—第4声	

3. 半开放水平言语听觉辨识训练 见表12-3。

表 12-3 半开放水平言语听觉辨别训练

项目		内容要求	目标
句子层次	1. 辨识日常用语	1. 打招呼 2. 简单问题 3. 简单是非问题	听觉辨识能力形成

项目	内容要求	目标
句子层次	4. 简单选择题 5. 简单回应 6. 简单指令 7. 简单祝贺语	
2. 回忆句中两要素项	（借助图书或实物，表达聋儿熟悉的词汇） 1. 给我……和…… 2. 请把……放在…… 给我 + 指示代词 + 体积 / 形状 / 大小形容词 + 颜色形容词 + 名词	
3. 回忆句中三要素项	1. 请把……和……放在……里面 2. 捡起 + 指示代词 +（形容词 + 颜色形容词）+ 名词 3. 拿走 + 指示代词 + 色彩形容词 + 名词 4. 给我（捡起、指一指、摸一摸、擦一擦）+ 方位名词 + 名词	

4. 半开放水平言语听觉理解训练　见表 12-4。

表 12-4　半开放水平言语听觉理解训练

项目		内容要求	目标
句子层次	1. 根据图画、书本回答问题	这是什么？什么颜色？谁？	初级听觉概念的建立
	2. 根据所知道或熟悉的话题回答问题	（训练前把有关的话题告诉孩子，并讲明你会根据话题提问的）话题包括：家庭、幼儿园 / 学校、个人情况与爱好、日常生活	
	3. 依从多重指示完成任务	捡起来 + 形状形容词 + 颜色形容词 + 名词 形状形容词 + 颜色形容词 + 名词 把……放在……上；把……放在……上	

5. 开放水平言语听觉理解训练　见表 12-5。

表 12-5　开放水平言语听觉理解训练

项目		内容要求	目标
句子层次	1. 依从多重指示做动作	内容同准开放水平的"依从多重指示完成任务"	高级听觉概念的建立
	2. 回忆中的元素	直接或间接提示关键要素，说一句话，让孩子回答内容要素： 1. 什么东西、颜色、形状、人 2. 到哪儿	

续表

项目		内容要求	目标
句子层次	3. 回答事先不说明但熟悉的话题	1. 相关内容对话交流(问话之间相互关联)。如:你去哪了? 你看见什么了? 动物园好玩吗? 2. 无关内容自由对话(问题之间没有任何关系)。如:你吃饭了吗? 妈妈去哪儿了? 现在是冬天吗?	
	4. 言语跟踪 说出一句话,要求孩子准确复述出来		
	5. 语言游戏(构词) 看卡片说量词;"子"尾名词		
语段层次	1. 辨识儿歌	适合孩子认知水平且熟悉的内容	
	2. 听句辨一个词语		
	3. 听故事辨图		
	4. 听描述,根据描述辨识实物		
	5. 听故事回答问题		
	6. 噪声环境下的言语理解		
	7. 比喻性语言的理解	笑话、幽默、谜语、寓言故事等	

(二)听觉训练方法

1. 声音的有无及声源定向

(1)训练内容:与儿童的生活环境相关且熟悉的,有意义的不同频率和振幅的声源。例:鼓声、自然声、玩具声、家用电子设备声、人体声、语声、音乐、歌曲等。

(2)训练方法 A:

1)训练目的:①初步建立声响的概念;②初步建立声音与实物或图片的联系。

2)训练过程:①准备好孩子常见的(3 种)能够发声的玩具 2 套。用手指其中一套对孩子说"宝宝看,这是什么? 听,它的声音可好听了。"边说边使玩具发出声响。之后,治疗师辅助孩子,通过孩子的亲自操作,也使玩具发出声响。同法,让孩子认识其余的声响玩具。②治疗师面对孩子,用一只手指自己的耳朵,示意孩子做好仔细听的准备。待孩子注意力集中后,用一只手操作藏起来的任意一套声响玩具,同时示意孩子"指一指,谁在响?"孩子指错不要紧,继续用玩具的声响提示,直至其指对。待其指认正确后,表扬他"好孩子!",接下来,再学习辨认其他声响。

3)注意事项:如果孩子已经正确指认,治疗师可替换其他声响玩具。

(3)训练方法 B:如图 12-1。

1)训练目的:①巩固已学过的动物形象;②初步建立语言模拟声与实物或图片的联系。

2)训练过程:①出示图片,给孩子讲解内容:这是小鸡的一家。宝宝看,这是鸡爸爸——大公鸡。你听,喔—喔—喔,大公鸡在叫呢。我们一起来学学看:喔—喔—喔。哪个是鸡妈妈,指一指? 鸡妈妈在干什么? 咯咯嗒,咯咯嗒,鸡妈妈在生蛋。我们一起来学学看:咯咯嗒。哪

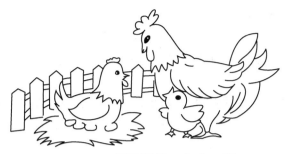

图 12-1 训练图片 - 小鸡一家

个是小鸡？小鸡怎么叫？小鸡唧唧唧。我们一起来学学看：唧唧唧，唧唧唧。②治疗师面对孩子，用一只手指自己的耳朵，示意孩子做好仔细听的准备。待孩子注意力集中后，治疗师并排坐在孩子听力补偿效果较好的耳朵一侧，说："宝宝听，是谁在叫呀？喔—喔—喔，请你指一指。"同法模仿小鸡、母鸡叫声，让孩子指认。孩子指认正确后，要及时鼓励。之后，也可让孩子模仿小动物的叫声，学生指认。

3）注意事项：如果孩子不能一次正确指认，治疗师可继续用拟音提示孩子，直至指认正确。

（4）训练方法 C：如图 12-2。

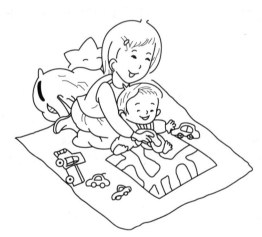

图 12-2 训练图片—汽车

1）训练目的：①认识汽车的形象；②学发和巩固"笛—笛……"。

2）训练过程：①出示图片或玩具汽车，问孩子"这是什么？……汽车。看宝宝和妈妈在玩什么？……汽车。汽车怎么叫？笛—笛……。我们一起来玩开汽车的游戏。"②在纸上画好一个交叉、弯曲的路线图。准备两个汽车玩具。治疗师先拿起一个汽车玩具，沿着画好的路线，做开汽车示范，说："宝宝看，开车喽，笛—笛……呜……"每到路线交叉处都要重复前面的语音。然后，让孩子模仿治疗师一起玩。当孩子模仿发音接近目标发音时，注意鼓励。

3）注意事项：如果孩子不会自己玩，治疗师帮助他沿路线开一次汽车。在开汽车沿路线行驶时，可根据路线的弯曲，作出开车时的声调变化。

2. 声音的高低、多少 训练过程：用录音机放音乐，让聋儿跟着音乐拍手。治疗师可以调节音量的大小，当音量大时，带领孩子使劲拍手；声音小时，轻轻拍手。或者让孩子听到音量大时跳起来;听到音量小时蹲下去。

3. **声音的多少**　训练过程:在聋儿面前放一个大苹果和一个小苹果(也可用其他物品),告诉聋儿:听到大的声音,把大苹果举起来。也可以叫聋儿根据声音的变化,用手比"大"或"小"的动作。

4. **音长的听辨**　训练过程:听到长音或短音,分别画长线或短线。给聋儿一个玩具火车,当治疗师发"呜——"的长音时,让他把火车一直向前推出;当治疗师发"呜、呜、呜"的短音时,让他把火车有停顿的一步一步向前推。

(三)构音训练方法

训练目的:是为了掌握发音器官的不同发音部位的教学过程,从而形成正确的语音。应当注意,发音训练不应独立进行。应该和智力训练、感觉统合训练、学习能力训练、心理训练、语言训练等同步进行。

1. **呼吸训练**

(1)方法 A:闻一闻。

1)训练目的:让孩子掌握正确的吸气方法,锻炼吸气肌肉群的力量。

2)训练前准备:一朵有香气的花,一个洒上香水的手绢,一瓶酱油或一瓶醋。

3)训练过程:①治疗师引导孩子去闻一闻这些有气味的东西,这时治疗师的表情很重要,要表现出闻到香味的快感和喜悦。②把孩子的一只手放在治疗师的胸前,让他用触觉感觉治疗师吸气时胸部的扩展。同样用手放到他的胸上感觉吸气时胸部的扩展。当他自然地吸闻气味时,就是在正确地吸气了。

(2)方法 B:吹一吹。

1)训练目的:让孩子学会呼气,控制气流,锻炼呼气肌肉群的力量。

2)训练前准备:蜡烛,小纸船,小纸片,气球,羽毛,吹泡泡用的小瓶和吸管。

3)训练过程:吹气时要求匀、细、长,持续时间越长越好。①点燃数根小蜡烛,让孩子来吹,看一口气能吹灭多少根,也可以一根一根地吹。②把小纸船放在有水的脸盆里,吹动小纸船,让它在水中前进。还可以吹纸青蛙、纸鸭子等。③把聚拢在一起的糖纸吹散。④吹羽毛,吹气球比赛,治疗师和孩子一起玩,看谁的羽毛或气球飘的时间最长。⑤小瓶中放入洗衣粉溶液,和孩子一起玩吹泡泡游戏。

4)注意事项:开始教孩子吹气时,把他的一只手放在治疗师的嘴前,让他感觉呼出的气流。吹气前,让他知道要深深地吸一口气,才能吹得时间长。

2. **声气结合锻炼**　声气结合锻炼是锻炼孩子说话用气和控制气流的能力,一口气说完。

(1)训练目的:锻炼孩子说话时用气及控制气流的能力,达到声气结合。

(2)训练前准备:画有萝卜、苹果、香蕉的图片或实物。

(3)训练过程:做好站立姿势(同深呼吸的站立姿势),先徐徐呼出一口气,解除精神紧张。用鼻吸入饱满的气流之后,开始1、2、3、4……往下数,数到气用完。数的速度先慢后快。这样既练习了呼吸,也锻炼了口腔肌肉动作的敏捷。

3. **发音训练**

(1)训练目的:针对嘴唇不会用力,位置不对,孩子所以说出的话含糊不清,要进行口部锻炼。

(2)训练过程:①治疗师和孩子玩看病的游戏,治疗师做医生,检查孩子的口部,要求孩子张大嘴,用筷子压住他的舌头,让他发:"啊……啊……啊…… (a……a……a)"的音;②让孩子摸摸治疗师的手,治疗师再摸摸孩子的手,同时发出"摸……摸……摸(mo……mo……mo)的音。

（3）注意事项:要求孩子口形要对,发音响亮,每种发音多练习几遍,先慢后快,双唇要先闭后打开。

（四）语言训练方法

1. 方法 A　如图 12-3。

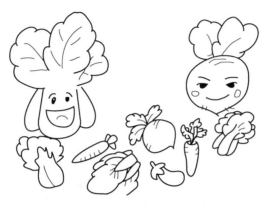

图 12-3　训练图片—萝卜

（1）训练目的:能从图中找出"萝卜"。

（2）训练过程:治疗师出示本张图片,依图讲述给孩子听"这是青菜妈妈。这是萝卜妈妈。她们在叫萝卜宝宝回家。我们一起找找,哪个是萝卜,哪个是青菜？请你指一指。"

（3）注意事项:利用孩子已有的颜色经验,治疗师可用彩笔把萝卜涂成红色的,青菜涂成绿色的,给孩子提供线索。大点的孩子可以在其正确指认后,要求他涂色。

2. 方法 B　如图 12-4。

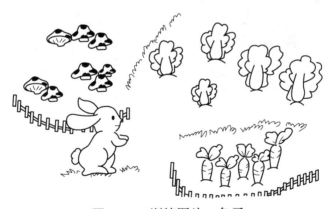

图 12-4　训练图片—兔子

（1）训练目的:①初步掌握兔子的饮食习性;②会使用"××吃××"句型表述。

（2）训练过程:治疗师出示本张图片,依图讲述给孩子听"这是什么？（萝卜）这是什么？（青菜）小白兔饿了,来到这块菜地前,找它爱吃的东西。小白兔爱吃什么呢？宝宝给小白兔指一指,告诉小白兔好吗？（小白兔爱吃萝卜）"。

（3）注意事项:治疗师还可以准备一些其他小动物的造型玩具,延伸提问如"小狗饿了,小狗吃什么呀？请你告诉它。"

3. 方法C 如图12-5。

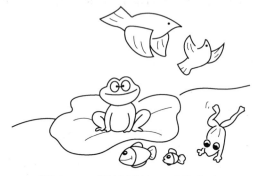

图 12-5　训练图片—区分大小

（1）训练目的：①巩固理解、区分不同物体的大小；②能按指令指出"大 ××""小 ××"；③学说"大 ××""小 ××"。

（2）训练过程：①治疗师出示图片，并指着图片上的小动物说："宝宝看，池塘里有两只青蛙，两只小鱼，天上有两只小鸟。"并请孩子也说出小动物的名称。②治疗师说："宝宝指一指哪个是大青蛙？哪个是小青蛙？"孩子说对了及时鼓励，并说："对，这是大青蛙，这是小青蛙，宝宝也说大青蛙、小青蛙。"（小鱼、小鸟也用此办法教）。

（3）注意事项：为了帮助孩子更好地区分物体的大小，可以用家用的用品，让孩子亲自摸一摸，比一比，如：大碗、小碗、大衣服、小衣服……。在操作的同时加上语言的学习。

4. 方法D 如图12-6。

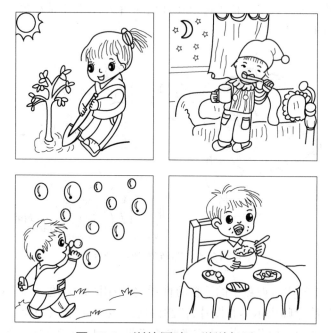

图 12-6　训练图片—学说句子

（1）训练目的：继续学说否定句"不是……是"。

（2）训练过程：①治疗师分别指着图上的4幅图片问宝宝："小姐姐（小弟弟）在干什么？"

然后引导孩子说出:"姐姐种树(娃娃刷牙、弟弟吹泡泡、哥哥吃饭)。"②治疗师指着每一幅图,问相反的内容,让孩子回答。治疗师问:"小姐姐在吃饭吗?"要求宝宝回答:"不是"。治疗师再问:"小姐姐不是吃饭,那小姐姐在干什么?"治疗师引导宝宝说"小姐姐在种树"(其他图片同此教法)。

(3)注意事项:除了练习图上的内容,治疗师也可和宝宝玩一些其他的游戏,如:治疗师端来一盆水洗脸,但对宝宝说"我在洗脚",然后引导孩子说"不对,你在洗脸"。

5. **方法E** 如图12-7。

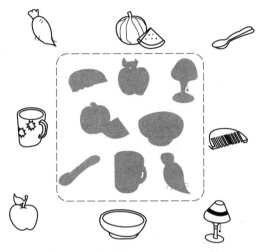

图 12-7 训练图片—认识物体

(1)训练目的:①认知常见物体的名称;②结合听觉培养初步的视觉辨别力。

(2)教学过程:①治疗师出示本张图片,依图给孩子讲:"这是什么?(萝卜)这是什么?(西瓜)这是什么?(勺子)这是什么?(梳子)这是什么?(台灯)这是什么?(碗)这是什么?(苹果)这是什么?(水杯)"。指图中间部分"这些是它们的影子。我说一个东西的名字,宝宝就指一指它的影子。"②如果孩子不能一次指对,继续多说几遍这个物品的名称,鼓励孩子正确指认。③治疗师和孩子轮换,让孩子说,治疗师指。有时可故意指错说"再说一遍"这样可以练习孩子的发音。

(3)注意事项:有一定听觉能力的孩子,治疗师可以采用并排坐在孩子听力补偿效果较好的耳朵一侧,进行上面的游戏。

(陈慧娟)

十三、孤独症谱系障碍的评价与治疗

【目的与要求】

1. **掌握** 孤独症谱系障碍的筛查和相关评分量表的应用。
2. **掌握** 针对孤独症谱系障碍的语言交流障碍各期的语言训练方法。
3. **熟悉** 针对孤独症谱系障碍的教育训练原则及部分方法。
4. **熟悉** 结合孤独症谱系障碍的诊断标准分析行为观察结果,以及关于孤独症谱系障碍的心理治疗。
5. **了解** 关于孤独症谱系障碍的药物治疗与其他相关治疗方法(包括:①感觉统合训练;②听觉统合训练;③饮食疗法)。

【实训前准备】

1. **实习前准备** 《语言治疗学》(第 3 版)"孤独症谱系障碍的语言康复"章节的相关内容。
2. **材料物品准备**

(1)量表:克氏行为量表、婴幼儿孤独症筛查量表、孤独症儿童 ABC 量表、孤独症儿童 CARS 量表。

(2)评定用具:秒表、正性刺激物(例如患儿喜欢的零食或玩具)、<S-S> 检查工具套。

(3)辅助评定工具(有条件可以供选择):计算机辅助认知障碍诊治仪、听处理评估系统,<S-S> 法评价工具。

3. **参加人员(分组)准备** 实习生三人一组,分工如下:

(1)一位交流引导员:负责与患儿进行交流和引导患儿参与评定活动。

(2)一位观察记录员:负责记录患儿在观察活动中的表现和主导整个评定活动。

(3)一位支援后勤员:负责评定用品的提供和辅助交流引导员引导患儿的行为。

4. **场所准备** 一间 20m^2 大小的儿童治疗室(尽量减少墙壁的花纹或装饰物,房间最好没窗户或在检查时拉上颜色朴素单一的窗帘)。房间内布置:

(1)方案 A:摆放 2 张训练用椅和 1 张颜色朴素单一的训练桌。

(2)方案 B:铺上颜色朴素单一的地毯或胶垫。

【适应证】

对于 2~3 岁语言发育落后的儿童,且合并有非语言交流障碍和刻板行为。

【实训操作程序】

实训操作的程序见图 13-1。

筛查量表评定（根据儿童的年龄选择量表）：
（1）1岁6个月至3岁的婴幼儿选用简易婴幼儿孤独症筛查量表（CHAT）
（2）3岁左右的儿童选用克氏行为量表

诊断评分量表（家长填写）评定：
由观察记录员询问家长来完成ABC量表

行为观察：
由治疗师小组完成行为观察及填写行为观察表

诊断评分量表（治疗师填写）评定：
由观察记录员根据行为观察的结果完成CARS量表

S–S评定：
由治疗师小组对于有一定配合能力的患儿可进行S–S评定

诊断阶段：
综合以上已完成评定的数据与资料及孩子的行为表现进行综合诊断

孤独症分期阶段：
根据以上已完成评定的数据与资料及孩子的行为表现把孩子划分到相应的孤独症语言分期（包括无口语期、仿说期、不善交流期）

孤独症教育训练：
根据以上已完成评定的数据与资料及孩子的行为表现。使用相应的教育训练方式，教授适宜孩子的学习内容

孤独症语言治疗：
根据孩子孤独症语言分期来制定语言治疗计划并执行

图 13-1　孤独症谱系障碍实训练操作程序

【操作要点】

（一）第一步　筛查量表评定（在检查房间里进行）

1. 1岁6个月至3岁的婴幼儿　使用简易"婴幼儿孤独症筛查量表"（CHAT）进行评价。

"婴幼儿孤独症筛查量表"，即CHAT，是适合18个月以前孩子筛查的量表，其特异性尚可，但阳性率相对稍低，即高危儿童被诊断的可能性大，但非高危儿童尚不能排除孤独症的诊断。其步骤如下（注：量表中具体项目请见附表）。

（1）询问父母关于项目A的情况，并根据其回答如实填写内容。

（2）交流引导员向孩子问好，然后伸出手并提出握手的要求。观察记录员观察孩子与交流引导员是否有目光接触并在整个检查过程中持续观察。同时，支援后勤员准备好放置一个有趣的玩具在检查房对侧。

（3）交流引导员吸引孩子的注意，然后指向房间对侧的一个有趣的玩具，说："嘿，看，那里有一个（玩具名）。"观察记录员观察孩子的脸，孩子有没有看交流引导员所指的玩具。确认孩子没有看交流引导员的手，但是看交流引导员指的物品，这个项目记录"是"。同时，支援后勤员准备好一个玩具小茶杯和茶壶并回收玩具。

（4）交流引导员吸引孩子的注意,然后给孩子一个玩具小茶杯和茶壶,对孩子说:"你能倒一杯茶吗?"观察记录员观察孩子,看他有无假装倒茶、喝茶等。确认孩子能假装,这个项目记录"是"。同时,支援后勤员回收小茶杯和茶壶。

（5）交流引导员问孩子:"电灯在哪里?"或问:"把电灯指给我看看。"观察记录员观察孩子是否会用他的食指指电灯。确认孩子能指出电灯,则这个项目记录"是"。但如果孩子没有理解"电灯"这个词,重复说"玩具在哪里"或其他一些一拿不到的物体。孩子能做到,这个项目也记录"是"。同时,支援后勤员准备积木。

（6）交流引导员引导孩子用积木搭塔。观察记录员观察孩子是否会用积木搭塔。确认孩子能成功搭塔,则这个项目记录"是",并记录使用积木的数量。支援后勤员可辅助交流引导员引导孩子进行项目,并在本项目结束时回收积木。

（7）治疗师小组三人根据检查中患儿的表现确认量表的最终数据结果,并按照量表的评分标准进行筛查。

2. 3岁以上的儿童　使用"克氏孤独症行为量表"进行评价。

"克氏孤独症行为量表"为国内外使用比较多的孤独症筛查量表之一,由14个项目组成。台湾谢清芬等于1983年将"克氏孤独症行为量表"在门诊使用后将克氏的"二分法"修改为"从不""偶尔"及"经常"三种反应强度,从而成为0、1、2分的三分法,使用14分为划分点。该表对筛选孤独症和孤独倾向的敏感度高,特异性不高。如用于流行病学调查可作为筛选工具之一,但确定诊断仍需结合详细病史及临床体征作综合分析)。

（1）交流引导员先嘱咐家长根据孩子在近一个月内的表现回答交流引导员的问题,并进行对家长的提问与解释。

（2）同时,由观察记录员记录家长的选项。

（3）支援后勤员则负责录下家长对孩子近况的说明。

（4）检查后,治疗师小组三人根据家长的回答与孩子的近况说明确认量表的最终数据结果,并按照量表的评分标准进行筛查。

3. 若孩子在筛查量表评定阶段被评定为怀疑自闭症则进入操作流程第二步。否则,排除自闭症,让孩子进入其他可疑病症的筛查。

（二）第二步　家长诊断评分量表（家长填写）**评定**

1. 交流引导员先嘱咐家长根据孩子表现如实回答交流引导员的问题,并进行对家长的提问与解释。

2. 同时,由观察记录员记录家长的选项。

3. 支援后勤员则负责录下家长对孩子近况的说明。

4. 检查后,治疗师小组三人根据家长的回答与孩子的近况说明确认量表的最终数据结果,并按照量表的评分标准进行分析。

（三）第三步　行为观察（在检查房间里进行）

治疗师小组询问父母关于孩子的爱称、正性刺激物（如:喜欢的玩具、零食等）,从而准备检查素材和刺激物。

1. 游戏前阶段

（1）交流引导员向孩子问好,然后伸出手并提出握手的要求。

（2）观察记录员准备好观察表、笔和秒表。

（3）支援后勤员根据刚才的询问结果,准备好检查素材和刺激物。

操作内容及方法见表 13-1。

表 13-1　游戏前阶段儿童行为观察测试

检查项目	交流引导员	观察记录员	支援后勤员
1. 治疗师指示下与患儿进行目光对视(秒数)	发出指示,引导患儿与自己进行目光对视	观察患儿能否与治疗师目光对视,记录对视秒数	准备患儿的兴趣物
2. 治疗师以患儿兴趣物引诱其目光对视(秒数)	以患儿兴趣物引诱其与自己进行目光对视	观察患儿能否与治疗师目光对视,记录对视秒数	回收患儿的兴趣物
3. 患儿能否接受治疗师的拥抱	发出指示,引导患儿配合自己的拥抱	观察患儿能否接受治疗师的拥抱,记录其态度	去除其他干扰物
4. 治疗师呼名次数与患儿回应次数之比	发出指示,引导患儿回应自己的呼名	观察患儿能否回应治疗师的呼名,记录其次数之比	去除其他干扰物

2. 游戏阶段

（1）交流引导员利用检查素材和刺激物积极与患儿进行交流和引导患儿参与评定活动。

（2）观察记录员根据观察项目指示交流引导员进行评定。

（3）支援后勤员提供评定用品和辅助交流引导员引导患儿的行为,见表 13-2。

表 13-2　游戏阶段儿童行为观察测试

检查项目	交流引导员	观察记录员	支援后勤员
患儿能否与治疗师玩耍	给予患儿感兴趣的玩具,并积极引导患儿与其玩耍	观察患儿能否与治疗师玩耍	
患儿在游戏中能否对治疗师展示交往性微笑	积极对患儿展示交往性微笑	观察患儿在游戏中能否对治疗师展示交往性微笑	
在与治疗师的游戏中可理解的语言表达量与可辨别语音量及表达水平(数量与水平级)	在与患儿的游戏中积极提问患儿或引导患儿自发说话	记录在与治疗师的游戏中可理解的语言表达量与可辨别语音量及表达水平	1）提供评定用品以及即时回收用品 2）辅助交流引导员引导患儿的行为
患儿能否执行治疗师提出的简单指令(患儿力所能及的活动)	给患儿提出简单指令(患儿力所能及的活动)	观察患儿能否执行治疗师提出的简单指令	
患儿能否模仿治疗师行为	引导患儿模仿自己的动作	观察患儿能否模仿治疗师行为	
患儿能否向治疗师显示感兴趣的物品	向患儿表示对其感兴趣的物品有兴趣	观察患儿能否向治疗师显示感兴趣的物品	
患儿能否以非语言方式向治疗师表达需求	以患儿的兴趣物引导患儿向治疗师表达需求	观察患儿能否以非语言向治疗师表达需求	
患儿能否以语言方式向治疗师表达需求			

检查项目	交流引导员	观察记录员	支援后勤员
患儿是否具有攻击性行为(攻击行为方式及刺激原因)	拿走患儿手上的兴趣物	观察患儿是否具有攻击性行为,记录其攻击行为方式及刺激原因	
患儿会否发出不明意义的声音	引导患儿发出声音	观察患儿会否发出不明意义的声音	
患儿能否向治疗师发起主动交流及其次数	在与患儿的游戏中积极提问患儿或引导患儿自发说话	观察患儿能否向治疗师发起主动交流及记录其次数	
患儿独自玩弄兴趣物	给予患儿最喜欢玩弄的兴趣物	观察患儿独自玩弄兴趣物,记录其兴趣物品和时间	
患儿拿取兴趣物品时是否需要摸索	把兴趣物放置在患儿需要伸手拿的地方	观察患儿拿取兴趣物品时是否需要摸索	
患儿是否有刻板行为(如:不断开关按钮、转盘子等)	给予患儿刻板行为的所需物	观察患儿是否有刻板行为并记录其具体行为	
患儿与治疗师的交流最大回合数	在与患儿的游戏中积极提问患儿或引导患儿自发说话	记录患儿与治疗师的交流最大回合数	
在治疗师指示下让患儿安坐在椅子上	指示让患儿安坐在椅子上	记录患儿安坐在椅子上的时间	
治疗师以正性刺激物指导患儿安坐在椅子上	以正性刺激物指导患儿安坐在椅子上	记录患儿安坐在椅子上的时间	

3. 游戏后阶段 治疗师小组三人按照游戏前阶段的检查项目作二次检查。治疗师小组三人根据检查中患儿的表现确认量表的最终数据结果。

（四）第四步 诊断评分量表评定

治疗师小组三人根据孩子在检查(在检查房间里进行)中的表现确认量表的最终数据结果,由观察记录员根据行为观察的结果完成 CARS 量表。最后按照量表的评分标准进行分析。

（五）第五步 其他补充检查

根据患儿的配合程度,选择进行以下检查:

1. 治疗师小组对于有一定配合能力的患儿可进行 S-S 评定。

2. 对于有一定配合能力的患儿可进行计算机辅助认知障碍诊治仪的评定。

3. 对于有一定配合能力的患儿可进行听处理评估系统评定。

（六）第六步 孤独症分期阶段

治疗师小组三人根据以上已完成评定的数据与资料及孩子的行为表现把孩子划分到相应的孤独症语言分期(包括无口语期、仿说期、不善交流期),并根据分期进行对应的治疗项目。

1. 无口语期 此期孤独症儿童多在 1~3 岁年龄,表现为随着年龄的增大,患儿仍不开口说话,常被误诊为聋哑,语言发育迟缓等。

2. 仿说期 一般 2 岁半以上的孤独症患儿常会出现鹦鹉学舌样仿说,自创语言、自言自语,完全沉浸在自己的语言世界里。

3. 不善交流期 孤独症儿童即使会说话,也不愿主动说话,不善于语言沟通。

（七）孤独症各期对应治疗项目

1. 无口语期治疗项目

（1）语言相关能力训练：

1）注视人与物的训练：①和孩子面对面坐在椅子上。②一边把孩子的兴趣物展现在孩子和治疗师之间面前,一边同时说："看我（这里）。"③若孩子没看则先撤走兴趣物10秒钟,再重复第②步,若孩子还没看,则用手引导孩子把他转向自己,帮助他成功,然后给予强化。④逐渐地减少实践的提示,改变强化方式。减少提示,加强表扬获奖励。最后孩子能够按照指令反应正确时才给他强化。

2）听从简单指令的训练：①和孩子面对面,确认孩子在注意你了；②一边示范给孩子看要求孩子完成的动作,一边同时说"请……（动作名称）"；③若孩子没完成动作则重复语言指示,然后用肢体引导孩子完成要求的动作,帮助他成功,然后给予强化；④逐渐地减少实践的提示,改变强化方式。减少提示,加强表扬获奖励。最后孩子能够按照指令反应正确时才给他强化。

3）动作模仿的训练：从大动作模仿到发音模仿。

A. 大动作模仿：

①和孩子面对面坐在椅子上。尽量使他注意你（确定他注意了你,就可以开始了）。

②一边做一个动作,一边同时说："这样做。"动作可以是：拍桌子、拍手、挥手（像打招呼似的）、握双手、拍腿、摇头、点头、转身、用手把脸捂起来、拍肩膀、跳、抱臂、拍肚子、踏步、伸手、敲椅子、叉腰、拍头、摩擦手掌等。

③每个动作都要提示孩子,帮助他成功,然后给予强化。

④逐渐地减少实践的提示,改变强化方式。减少提示,加强表扬获奖励。最后孩子能够按照指令反应正确时才给他强化。

B. 嘴型及发音模仿：

①和孩子面对面坐好。确定他是否注意。

②边示范边说："这样做。"口型动作包括：张嘴、伸舌头、噘嘴、叩牙齿、吹的动作、笑、吻、舌头抵上下牙齿等。

③如果是要求语音模仿,那么一边做动作,一边要发出声响。如果孩子不能够模仿你,你们可以坐在镜子面前操作。从镜子里学习模仿动作。

4）交流愿望的训练：与孩子进行促进视线接触的游戏：如举高、团团转、逗笑等,通过游戏增加儿童与他人的视线接触。

5）使用某些手势符号的训练：以训练"要""不要"（比较喜欢,比较不喜欢）的手势概念为主的训练。

A. 不喜欢东西的手势概念的建立：①和孩子面对面坐着。②把一件孩子不想要的（不感兴趣）东西拿给孩子,问他："你要不要……（某物品）?"③提示孩子摇头。④孩子做到时,就立刻将东西拿开（最好是再看不到了）,给孩子强化。⑤重复以上的操作过程,逐渐地减少帮助和对他的强化。

B. 喜爱东西的手势概念的建立：①和孩子面对面坐好。②拿给孩子看他喜爱的东西（玩具、食物等）,问他："你要不要……（物品的名称）?"③提示孩子点头。④孩子表示后马上把东西给孩子。⑤重复以上的操作过程,逐渐地减少帮助和对他的强化。

C. 要、不要的区别:①和孩子面对面坐好。②随意交替地将孩子有兴趣及没有兴趣的东西拿给他,询问他:"你要不要……(东西的名称)?"③提示孩子正确表达,并给以强化。④重复以上的操作过程,逐渐地减少帮助和对他的强化。

6)理解物品名称的训练:以利用图片教导孩子物品名称(领悟)的训练为例。

领悟:认出图片里的物品。①把图片放在孩子的面前的桌子上,确定他已注意。②说:"指出(图片上的)……。"③用现实提示帮助他正确指出,并予以强化。强化和提示逐渐减少(如以上项目)。

(2)发音训练

1)被动发音训练:①治疗师用双手帮助儿童变化口形;②治疗师用压舌板帮助儿童张开口;③治疗师用棒棒糖引导伸舌;④让孩子在治疗师动作的辅助下发"a""i""u"。

2)主动发音训练:①治疗师示范如何呼吸,再让孩子进行呼气的练习(利用吹蜡烛、纸条、风车、气球、口哨、口琴等);②治疗师示范如何变化舌部及口部,示范发单音("i""u""a"……),并让孩子模仿口舌动作且发音。享受发音乐趣的训练。

2. 仿说期治疗项目

(1)听声音的训练:要尝试不同的声音,观察患儿的反应,让患儿学会聆听。治疗师以患儿喜欢的声音为刺激,让孩子表示要才再给予刺激;②治疗师以患儿不喜欢的声音为刺激,让孩子表示不要才撤走刺激;③治疗师交替给予患儿喜欢或不喜欢的声音,让孩子(或在治疗师引导下)作出正确反应后,才给予或撤走刺激作为奖励。

(2)听理解的训练:给患儿丰富的语言刺激,并辅助手势,夸张的口形,面部表情等,以听指五官的游戏为例。①和孩子面对面坐好,指向想让孩子指认的五官之一,确定他已注意;②治疗师对孩子说:"指出(想让孩子指认的五官的名称)……。"③若正确,则给予正性强化,若错误,则用提示或肢体辅助帮助他正确指出,并予以强化。孩子习惯训练后,需逐渐减少强化和提示。

(3)恰当的指示,对仿说的患儿不要过多的指责,多给孩子恰当的语言提示。

(4)学会简单语句表达的训练:让患儿逐渐掌握最基本的简单语句,在固定句式的前提下进行名词替换练习。以学会表示"我吃……"这个句子的表达训练为例:①治疗师把孩子喜欢的食物(其实物或图片)放在孩子面前的桌子上,确定他已注意。②治疗师引导孩子说:"我吃(实物或图片上的)……"。③若正确,则给予正性强化,若错误,则用示范或肢体辅助帮助他正确指出,并予以强化。孩子习惯训练后,需逐渐减少强化和提示。

3. 不善交流期治疗项目

(1)"逼"患儿说话,让患儿知道说话才有可能得到相应的需要,强化有需求说话表达满足需求的行为模式。

(2)治疗师把孩子喜欢的物品(其实物或图片)放在孩子面前的桌子上,确定他已注意。

(3)治疗师引导孩子说:"我要(实物或图片上的)……。"

(4)若正确,则给予正性强化,若错误,则用示范或肢体辅助帮助他正确指出,并予以强化。孩子习惯训练后,需逐渐减少强化和提示。

(5)设置要说话的情景,孤独症谱系障碍患儿需求范围窄,治疗师要巧妙的设置一些情景,激发患儿的需求。

(6)设计适合其能力的交流,治疗师与患儿语言交流时,要把握该患儿语言水平,用适合该水平的交流方式交流,不要超出患儿能力。

【要点辨析】

1. 孤独症谱系障碍患儿语言障碍分期,见表13-3。

表13-3　孤独症谱系障碍患儿言语障碍分期

	无口语期	仿说期	不善交流期
一般发育年龄	多在一岁至三岁	一般2岁半以上	
语言障碍特点	表现为随着年龄的增大,患儿仍不开口说话	患儿常会出现鹦鹉学舌样仿说,自创语言、自言自语,完全沉浸在自己的语言世界里	患儿即使会说话,也不愿主动说话,不善于语言沟通

2. 孤独症谱系障碍患儿语言障碍各期相应的治疗,仅供参考,见表13-4。

表13-4　孤独症患儿各期治疗对策

治疗内容 ＼ 分期	无口语期	仿说期	不善交流期
交流态度	1. 拥抱 2. 打招呼 3. 引起共同注意	1. 与同龄小朋友玩耍 2. 与家长或治疗师共同完成作业	1. 与同龄小朋友共同完成作业 2. 与同龄小朋友完成简单交流
认知	1. 大小辨认 2. 日常用具使用教导	1. 颜色辨认 2. 数数	1. 简单语法教育 2. 简单数量比较
语言	1. 注视人与物 2. 听从简单指令 3. 动作模仿 4. 手势符号教导 5. 理解物品名称 6. 吹蜡烛、风车、气球、口琴等 7. 漱口 8. 棒棒糖引导伸舌	1. 听声音 2. 听理解(词与实物或图片匹配) 3. 恰当的指示(给提示予仿说语句以引导患儿自发表达) 4. 学会简单语句(三词句和固定的特殊问句)	1. "逼"患儿说话 2. 设置说话情景 3. 设计适合其能力的交流
生活自理	1. 独自进食 2. 刷牙洗脸 3. 穿脱鞋子	1. 制作时间表 2. 独自洗澡	1. 完成简单社会交流活动 2. 以语言准确表达自身需求
其他	感觉统合、听觉统合、饮食疗法		

【注意事项】

1. 孤独症儿童安全意识薄弱,甚至部分患儿会有痛觉迟钝,所以在训练过程中一定要注意儿童的人身安全。

2. 不断观察孩子的一些生理需求,如:饿了、困了、累了等,因为孩子不能正确表达需求,一般只会以常人不能接受的行为问题来表示,所以要根据孩子的情况及时处理。活动要做到动静结合,以免儿童体力不支。

3. 不断观察孩子的感觉需要,以适合其年龄和社会环境的方式,提供其所喜欢或能接受的感觉刺激,并训练孩子主动获得这些刺激的技巧,提高其参与的主动性(如:孩子喜欢身体摇晃,天天有事没事摇晃,我们可以教其使用秋千)。

4. 要选择适合于孤独症儿童的环境中进行,将指令简单化,把握好奖励与辅助,营造愉快气氛,耐心培养儿童的兴趣,增强其自信心。

5. 在活动中要让儿童养成良好的交流习惯,懂得轮换等待,有始有终,礼貌待人。

6. 对孤独症儿童的行为问题,在进行行为分析的基础上以"平静""忽视""告知"的态度来对待。

7. 在活动中可多个儿童一起参与,增强互动,培养他们的竞争意识,提高参与活动的积极性提高社交能力,改善其人际关系。

【扩展与补充】

1. **ABA 应用行为分析法** ABA 全称叫 applied behavior analysis,包括多种类型的操作。不论你想教什么,都可以运用这个方法来操作。包括模仿、理解和表达语言、认知概念、社会交往、生活自理、玩(游戏)能力、大动作、精细动作都可以用回合式教学(DTT)来从最基本的能力去教。在美国,孩子一般同时学 10~20 个项目,包括刚提到的每种项目。最好(有效的)是每周上 20~40 小时一对一的操作练习课。一开始,训练是以一对一为主,但是 ABA 也强调泛化,尽快开始加入小组或集体操作练习课。

选择的项目应该包括模仿项目(一步模仿、二步模仿、声音模仿、口形模仿等等);理解语言/听指令(一步指令、二步指令、认识东西和图片,等等);表达语言(讲出物品的名称、描述图片或复述故事情节,回答有关对此问题的询问);认知概念(包括颜色、形状、形容词、代词、介词、性别、物品的作用、相同和区别、分类、回答"为什么"、什么时候、在哪里的问题等);社会交往(社交问题、交流社会信息等,学会问问题、转告语言等);生活自理(洗脸,洗手,刷牙,做饭等)。都可以分解目标,分成很小的步骤,一步一步地训练;休闲、游戏(排列积木、讲故事等)。

以下是作为参照的例子。以模仿大肌肉群运动的训练为目的的训练步骤:

①和孩子面对面坐在椅子上。尽量使他注意你(确定他注意了你,就可以开始了)。

②一边做一个动作,一边同时说:"这样做。"动作可以是:拍桌子、拍手、挥手(像打招呼似的)、握双手、拍腿、摇头、点头、转身、用手把脸捂起来、拍肩膀、跳、抱臂、拍肚子、踏步、伸手、敲椅子、叉腰、拍头、摩擦手掌等。

③每个动作都要提示孩子,帮助他成功,然后给予强化。

④逐渐地减少实践的提示,改变强化方式。减少提示,加强表扬获奖励。最后孩子能够按照指令反应正确时才给他强化。

2. **结构化教学** 结构化教学是指导者安排有组织、有系统的学习环境,并尽量利用视觉提示,透过个别化学习计划,帮助自闭症儿童建立个人工作系统和习惯,培养他们独立工作的能力,以便融入集体和社会。美国北卡罗莱那大学史考布勒教授等人(Eric Schopler &Robert Jay)自 1966 年起累积了几十年来的临床经验与研究,以儿童的生活自立为目标综合了诊断、评量、早期教育、学校教育、家庭教育、教师家长的研修，以及职业教育等，发展出的一套"自闭症(孤独症)及有相关沟通障碍儿童的治疗与教育计划"(Treatment and Education for Autistic and Communication handicapped Children,简称 TEACCH)。该计划是通过家长的参与和社区的配合，把结构化学习由课题扩展到家庭及社会。自闭症儿童在接受 TEACCH 的个别化教育计划之前，必须接受 PEP(Psycho-Educational Profile,简称 PEP,中文称为孤独症谱系及相关发育障碍儿童评估用量表 - 心理教育量表)测验，根据 PEP 评量结果和自闭症儿童的身心发展迟缓以及普遍呈现不平衡的成长现象，为每个自闭症儿童设计的是一套适合个别需要的教育计划(IEP)。这种结构化教学的设计是活用儿童的视知觉优势，以弥补其本身欠缺处理环境情报的理解能力和抽象能力的基本问题。采用视知觉优势以辅助教学的方法颇多，TEACCH 计划的特点主要是采用视觉清晰、视觉重整、有规律的工作惯性及视觉指令等方法，使自闭症儿童能够进行有效率的学习。该治疗方法的主要实施包括：

(1)指导者在选取 TEACCH 的计划内容以便设计个别化教学计划时，要以 PEP 测验结果，作为观察日常问题行为和设计教学计划的参考以及进行个别化教学的基准，对各个自闭症儿童的整体发展与症状问题有个全面性的认识与了解；要从日常生活出发以促进儿童自身的适应能力为主，正确认识自闭症儿童的缺陷以促进儿童的技能；采用认知理论和行为分析理论，进行结构化教学(structured teaching)。

(2)结构化教学环境：利用隔间和家具设计以避开不必要的刺激以及视觉或声音的干扰效果，使自闭症儿童容易集中注意力作一对一的教学活动。环境结构化的设计，分为五个区域：作业区，游戏区，点心区，中继站(即完成一活动后欲进行下一活动的心理调适处)，静心区(即儿童情绪混乱或激动时，在此处调整情绪)。训练室内各个教学活动的隔间亦即个别作业区的规划避开镜子或窗户边，且利用书架橱框或隔间板的隔间不做任何摆饰布置以免儿童分心。课桌面向墙壁可减少外物的干扰，有助于自闭症儿童集中注意力学习。

(3)作息时间提示法：由于自闭症儿童对时间概念的理解有困难，记忆力差且语言能力低，往往对下一个活动状况由于不了解而不安，故根据其能力采用文字卡或具体实物的提示制作成整日的活动内容时间表，以便让儿童容易了解活动的内容和顺序。

(4)作业制度：作业流程的三种方式：①采用从右到左的作业流程，即右边放置预备教材，左边放置已完成的作品于篮内，中间则为儿童正在学习之教材的固定方式；②采配色方式，以颜色(同色箱子或同色卡代表同一单元)区分作业的学习顺序；③依照符号或文字的提示如同配色方式，说明作业的活动内容、活动量以及学习步骤。

(5)TEACCH 的计划内容：依照自闭症儿童的发展领域共分成 9 大项，计 267 小项的发展单元，另外合并有第十项的问题行为的处理单元，计 5 个单元 29 个小项。

①发展单元。模仿(27 项)、知觉(23 项)、粗大动作(43 项)、精细动作(26 项)、手眼协调(39 项)、语言理解(32 项)、语言表达(35 项)、生活自理(19 项)、社会性(23 项)。

②问题行为处理单元。自伤行为、攻击行为、妨碍行为、重复行为、缺陷行为。整套教育计划的内容为 0~6 岁正常的身心发展阶段，总共编列了 396 项教学目标(教学单元)，除了可以明确了解儿童各个领域的发展情形，亦可据此评估各个自闭症儿童，并展开短期和长期的个别化教学计划。

(6)注意事项：

①个别教学计划的设计必须依据每名儿童的优缺点、能力与兴趣，并须顾及成长后能够就业并适应社会生活等的必要技能之习得。

②语言训练以习得众人能理解的沟通技能为主,而不可以学习语言为主。

③以自闭症儿童能够独自遵守作息日课表,且无人协助为主。

④尽可能使自闭症儿童获得高水准的作业技能。

⑤尽可能使自闭症儿童习得较多的适应社会能力(行为),以及语言沟通和人际交往技能。

⑥让自闭症儿童能够习得独自处理生活自理技能。

⑦让自闭症儿童习得休闲娱乐技能,以独乐亦能众乐的球类技能如篮球、保龄球和游泳等技能为学习项目。

综上所述,结构化教学能让自闭症儿童更加独立生活,所以我们作为自闭症训练师可以适当用到教学中。

3. 计算机辅助认知障碍诊治仪、听处理评估系统 通过视觉或听觉让患儿知道发音可得到反馈,知道交流的过程。治疗师根据系统训练项目中的要求,引导孩子发出目标声音。让孩子接受系统中的视觉或听觉反馈,引起孩子对发音的兴趣。

【实训小结】

1. 总结孤独症儿童的评价步骤和流程。

2. 总结不同分期的孤独症儿童康复训练的重点内容。

【附表】

附表一 婴幼儿孤独症筛查量表(CHAT)

A:询问父母

1. 您的孩子喜欢坐在您的膝盖上被摇晃、跳动吗?

2. 您的孩子对别的孩子感兴趣吗?

3. 您的孩子喜欢爬高比如上楼梯吗?

4. 您的孩子喜欢玩"躲猫猫"游戏吗?

5. 您的孩子曾经玩过"假扮"游戏吗? 如假装打电话、照顾玩具娃娃或假装其他事情。

6. 您的孩子曾经用过食指去指,去要某件东西吗?

7. 您的孩子曾经用过食指去指,去表明对某件东西感兴趣吗?

8. 您的孩子会恰当地玩玩具(如小汽车、积木)吗? 而不是只是放在嘴里、乱拨或乱摔。

9. 您的孩子曾经拿过什么东西给你(们)看吗?

B:医生观察

1. 在诊室里,孩子与您有目光接触吗?

2. 吸引孩子的注意,然后指向房间对侧的一个有趣的玩具,说:"嘿,看,那里有一个(玩具名)。"观察孩子的脸,孩子有没有看您所指的玩具?

3. 吸引孩子的注意,然后给孩子一个玩具小茶杯和茶壶,对孩子说:"你能倒一杯茶吗?"观察孩子,看他有无假装倒茶、喝茶等。

4. 问孩子:"灯在哪里?"或问:"把灯指给我看看。"孩子会用他的食指指灯吗?

5. 孩子会用积木搭塔吗?(如果会,多少?)(积木的数量:)

说明:孩子在您指的时候必须看着您的眼睛。

评分标准:

1. 明显高危儿童的标准,5个关键项目不能通过:

意向性用手指:A7 和 B4;眼凝视:B2;玩的意向:A5 和 B3

2. 一般高危儿童的标准,2 个关键项目不能通过:

意向性用手指:A7 和 B4。

不满足明显高危儿童的标准,除上述 1、2 项情况外。

附表二 克氏孤独症行为量表

项目	行为表现	从不	偶尔	经常
1	不易与别人混在一起玩			
2	听而不闻,像是聋子			
3	教他学什么,他强烈反对,如拒绝模仿说话或动作			
4	不顾危险			
5	不能接受日常习惯的变化			
6	以手势表达需要			
7	莫名其妙的笑			
8	不喜欢被人拥抱			
9	不停地动、坐不住,活动量过大			
10	不望对方的脸,避免视线接触			
11	过度偏爱某些物品			
12	喜欢旋转的东西			
13	反复怪异的动作或玩耍			
14	对周围漠不关心			

附表三 孤独症儿童 ABC 量表

序号	项目	分数	评记
1	喜欢长时间自身旋转	4	
2	学会做一件简单的事,但很快就忘记	2	
3	经常没有接触环境或进行交往的要求	4	
4	往往不能接受简单的指令(如坐下、过来等)	1	
5	不会玩玩具(如没完没了地转动、乱扔、揉等)	2	
6	视觉辨别能力差(如对一种物体的特征、大小、颜色、位置等辨别能力差)	2	
7	无交往性微笑(即不会与人点头、招呼、微笑)	2	
8	代词运用颠倒或混乱(你、我分不清)	3	

续表

序号	项目	分数	评记
9	长时间总拿着某种东西	3	
10	似乎不在听人说话,以至让人怀疑他有听力问题	3	
11	说话不合音调、无节奏	4	
12	长时间摇摆身体	4	
13	要去拿什么东西,但又不是身体所能达到的地方(即对自身与物体的距离估计不足)	2	
14	对环境和日常生活规律的改变产生强烈反应	3	
15	当与其他人在一起时,呼唤他的名字,他没有反应	2	
16	经常作出前冲、旋转、脚尖行走、手指轻掐轻弹等动作	4	
17	对其他人的面部表情没有反应	3	
18	说话时很少用"是"或"我"等词	2	
19	有某一方面的特殊能力,似乎与智力低下不相符合	4	
20	不能执行简单的含有介词语句的指令(如把球放在盒子上或放在盒子里)	1	
21	有时对很大的声音不产生吃惊反应(可能让人想到他是聋子)	3	
22	经常拍打手	4	
23	大发脾气或经常发点脾气	3	
24	主动回避与别人的眼光接触	4	
25	拒绝别人的接触或拥抱	4	
26	有时对很痛苦的刺激如摔伤、割破或注射不引起反应	3	
27	身体表现得很僵硬、很难抱住	3	
28	当抱看他时,感到他的肌肉松弛(即使他不紧贴抱他的人)	2	
29	以姿势、手势表示所渴望得到的东西(而不倾向于用语言表示)	2	
30	常用脚尖走路	2	
31	用咬人、撞人、踢人等行为伤害他人	2	
32	不断地重复短句	3	
33	游戏时不模仿其他儿童	3	
34	当强光直接照射眼睛时常常不眨眼	1	
35	以撞头、咬手等行为自伤	2	
36	想要什么东西不能等待(一想要什么,就马上要得到)	2	
37	不能指出 5 个以上物体的名称	1	

序号	项目	分数	评记
38	不能发展任何友谊（不会和小朋友来往、交朋友）	4	
39	有许多声音的时候，常常捂着耳朵	4	
40	经常旋转碰撞物体	4	
41	在训练大小便方面有困难（不会控制大小便）	1	
42	一天只能提出 5 个以内的要求	2	
43	经常受到惊吓或非常焦虑不安	3	
44	在正常光线下斜眼、闭眼、皱眉	3	
45	不是经常被帮助的话，不会自己给自己穿衣	1	
46	一遍遍重复一些声音或词	3	
47	瞪着眼看人，好像要看穿似的	4	
48	重复别人的问话或回答	4	
49	经常不能意识所处的环境，并且可能对危险的环境不在意	2	
50	特别喜欢摆弄、着迷于单调的东西或游戏、活动等（如来回地走或跑，没完没了地蹦、跳、拍、敲）	4	
51	对周围东西喜欢嗅、摸或尝	3	
52	对生人常无视觉反应（对来人不看）	3	
53	纠缠在一些复杂的仪式行为上，就像缠在魔圈里（如走路要走一定的路线，饭前或做什么事前一定要把什么东西摆在什么位置，或做什么动作，否则就不睡不吃）	4	
54	经常毁坏东西（如玩具、家里的一切用具很快就给弄坏了）	2	
55	在 2 岁以前就发现孩子发育延迟	1	
56	在日常生活中至少用 15 个但不超过 30 个短句进行交往（不到 15 句也打"√"）	3	
57	长时间凝视一个地方（呆呆地看一处）	4	

注：《自闭症行为量表》——ABC 量表，由 Krug 于 1978 年编制，表中列出 57 项自闭症儿童的行为特征，包括感觉能力（S）、交往能力（R）、运动能力（B）、语言能力（L）和自我照顾能力（S）五个方面

要求评定者与儿童至少共同生活 3~6 周，填写者为与儿童生活至少半年以上的教师。评分时，对每一项作"是"与"否"的判断。"是"评记"√"符号，"否"不打号。把"是"的项目合计累分，总分≥31 分为自闭症筛查界限分；总分 >53 分作为自闭症诊断界限分。

附表四　儿童期孤独症评定量表（Childhood autism rating scale；CARS—Schoplen1980）

姓名：　　　性别：　　　出生年月：　　　家属：　　　联系电话：

人际关系

1分：与年龄相符的害羞，自卫及表示不同意。

2分：轻度异常：缺乏一些眼光接触，不愿意，回避，过分害羞，对检查者反应有轻度缺陷。

3分：中度异常：回避人，要使劲打扰他才能得到反应。

4分：严重异常：强烈地回避，儿童对检查者很少反应，只有检查者强烈地干扰，才能产生反应。

模仿（词和动作）

1分：与年龄相当：与年龄相符的模仿。

2分：轻度异常：大部分时间都模仿，有时激动，有时延缓。

3分：中度异常：在检查者极大的要求下才有时模仿。

4分：重度异常：很少用语言或运动模仿别人。

情感反应

1分：与年龄相当：与年龄、情境相适应的情感反应——愉快不愉快，以及兴趣，通过脸部表情姿势的变化来表达。

2分：轻度异常：对不同的情感刺激有些缺乏相应的反应，情感可能受限或过分。

3分：中度异常：不适当的情感示意，反应相当受限或过分，或往往与刺激无关。

4分：严重异常：极刻板的情感反应，对检查者坚持改变的情境很少产生适当的反应。

躯体运用能力

1分：与年龄相当，与年龄相适应的利用和意识。

2分：轻度异常：躯体运用有点特殊——某些刻板运用、笨拙、缺乏协调性。

3分：中度异常：有中度特殊的手指或身体姿势功能失调的征象，摇动旋转手指摆动，脚尖走。

4分：重度异常：如上述所描述的严重而广泛地发生。

与非生命物体的关系

1分：与年龄相当：与年龄相适应的兴趣运用和探索。

2分：轻度异常：轻度的对东西缺乏兴趣或不适当地使用物体，像婴儿一样咬东西，猛敲东西，或者迷恋于物体发出的吱吱叫声或不停地开灯、关灯。

3分：中度异常：对多数物体缺乏兴趣或表现有些特别，如重复转动，某些物体，反复用手指尖捏起东西，旋转轮子或某部分着迷。

4分：严重异常：严重的对物体的不适当的兴趣，使用和探究，如上边发生的情况频繁地发生，很难使儿童分心。

对环境变化的适应

1分：与年龄相当：对改变产生与年龄相适应的反应。

2分：轻度异常：对环境改变产生某些反应，倾向维持某一物体活动或坚持相同的反应形式。

3分：中度异常：对环境改变出现烦躁、沮丧的征象，当干扰他时很难被吸引过来。

4分：严重异常：对改变产生严重的反应，假如坚持把环境的变化强加给他，儿童可能逃跑。

视觉反应

1分：与年龄相当：适合年龄的视觉反应，与其他感觉系统是整合方式。

2分：轻度异常：有时必须提醒儿童去注意物体，有时全神贯注于"镜像"，有的回避眼光接触，有的凝视空间，有的着迷于灯光。

3分：中度异常：经常要提醒他们正在干什么，喜欢观看光亮的物体，即使强迫他，也只有很少的眼光接触，盯着看人，或凝视空间。

4分:重度异常:对物体和人的广泛严重的视觉回避,着迷于使用"余光"。

听觉反应

1分:与年龄相当:适合年龄的听觉反应。

2分:轻度异常:对听觉刺激或某些特殊声音缺乏一些反应,反应可能延迟,有时必须重复声音刺激,有时对大的声音敏感,或对此声音分心。

3分:中度异常:对听觉不构成反应,或必须重复数次刺激才产生反应,或对某些声音敏感(如很容易受惊,捂上耳朵等)。

4分:重度异常:对声音全面回避,对声音类型不加注意或极度敏感。

疼痛感觉反应

1分:与年龄相当:对疼痛产生适当强度的反应,正常触觉和嗅觉。

2分:轻度异常:对疼痛或轻度触碰,气味,味道等有点缺乏适当的反应,有时出现一些婴儿吸吮物体的表现。

3分:中度异常:对疼痛或意外伤害缺乏反应,比较集中于触觉、嗅觉、味觉。

4分:严重异常:过度的集中于触觉的探究感觉而不是功能的作用(吸吮、舔或摩擦),完全忽视疼痛或过分地作出反应。

焦虑反应

1分:与年龄相当:对情境产生与年龄相适应的反应,并且反应无延长。

2分:轻度异常:轻度焦虑反应。

3分:中度异常:中度焦虑反应。

4分:严重异常:严重焦虑反应,可能儿童在会见的一段时间内不能坐下,或很害怕,或退缩等。

语言交流

1分:与年龄相当:适合年龄的语言。

2分:轻度异常:语言迟钝,多数语言有意义,但有一点模仿语言。

3分:中度异常:缺乏语言或有意义的语言与不适当的语言相混淆(模仿言语或莫名其妙的话)。

4分:严重异常:严重的不正常言语,实质上缺乏可理解的语言或运用特殊的离奇的语言。

非语言交流

1分:与年龄相当:与年龄相符的非语言性交流。

2分:轻度异常:非语言交流迟钝,交往仅为简单的或含糊的反应,如指出或去取他想要的东西。

3分:中度异常:缺乏非语言交往,儿童不会利用或对非语言的交往作出反应。

4分:严重异常:特别古怪的和不可理解的非语言的交往。

活动的水平

1分:与年龄相当:正常活动水平——不多动亦不少动。

2分:轻度异常:轻度不安静或有轻度活动缓慢,但一般可控制。

3分:严重异常:极不正常的活动水平,要么是不停,要么是冷淡的,很难得到儿童对任何事件的反应,差不多不断地需要大人控制。

智力功能

1分:与年龄相当:正常智力功能——无迟钝的证据。

2分:轻度异常:轻度智力低下——技能低下表现在各个领域。

3分:中度异常:中度智力低下——某些技能明显迟钝,其他的接近年龄水平。

4分:严重异常:智力功能严重障碍——某些技能表现迟钝,另外一些在年龄水平以上或不寻常。

续表

总印象

1分：与年龄相当：不是孤独症。

2分：轻度异常：轻微的或轻度孤独症。

3分：中度异常：孤独症的中度征象。

4分：严重异常：非常多的孤独症征象。

评定

36分＞轻 - 中度孤独症≥30分　　　　　重度孤独症≥36分

（王丽梅）

十四、语言障碍的常见治疗设备操作

【目的与要求】

熟悉 常见治疗设备的操作规则及注意事项。

【实训前准备】

1. 阅读《语言治疗学》(第3版)各章节言语障碍治疗中治疗设备相关内容。
2. 阅读本节实训指导内容。
3. 设备准备:计算机语言障碍治疗仪,低频肌电刺激治疗仪。
4. 参加人员准备:两人为一组,分别为治疗者与受治者。
5. 场所准备:实习教室内。

【仪器与设备】

1. 计算机语言障碍治疗仪,本书中以计算机辅助下失语症康复治疗系统为例。
2. 低频肌电刺激治疗仪,本书中以吞咽障碍电刺激治疗仪为例。

【适应证】

1. 失语症治疗仪

(1) 轻到中度的失语症患者。

(2) 轻到中度的认知障碍患者。

2. 吞咽障碍电刺激治疗仪

(1) 口腔期、咽期吞咽障碍的患者。

(2) 吞咽障碍合并认知障碍的患者。

【实训操作程序】

1. 掌握治疗仪的适应证。
2. 熟练操作各种治疗仪。
3. 选择适当的刺激,适当的课题,确定刺激标准及方式与强度。

【操作要点】

(一) 失语症治疗仪

1. 接通电源,打开开关。
2. 建立病历信息管理

(1) 患者基本信息:姓名、性别、年龄、联系地址和联系电话等信息。

（2）添加患者每次进行康复治疗的治疗方案。

（3）管理训练课程、训练结果及康复训练统计信息。

（4）提供病历基本信息的修改与删除等。

（5）调阅患者的历史治疗资料，并进行打印或存档。

3. 熟悉训练资料库中的训练内容

（1）训练中使用的文本、图像数据的显示。

（2）语音数据的记录与回放。

（3）治疗效果分析图形数据、统计数据等的管理。

（4）治疗师根据需要对其进行管理，绘制图形、录制语音、输入文本等添加到资料数据库中，修改或删除其中的资料。

（5）产生新的资料类型。

4. 治疗方案管理

（1）建立新的治疗方案。

（2）在已有的资料库中选择合适的素材加入治疗方案。

（3）根据需要删除治疗方案中的素材。

（4）删除已有治疗方案。

（5）选择训练模式包括：句子（词语）跟读、句子（词语）与图画连线、看图命名等。

5. 康复训练治疗

（1）调用不同模式下的治疗方案。

（2）确定治疗顺序和方案的组合。

（3）开始治疗并记录治疗结果。

（4）患者自行进行连续治疗。

（5）训练过程可以自动连续进行。

6. 治疗效果评估

（1）根据患者进行治疗的记录数据进行目前患者的治疗效果评估并统计信息。

（2）输出图形化的治疗效果图及统计数据。

（3）输出统计图表及统计数据打印。

7. 失语症治疗仪的训练课题

（1）言语分析：计算机可用来分析治疗师收集的患者言语反应的资料。20世纪80年代国外软件公司生产的语言抽样分析程序，要求治疗师将患者的言语记录输入计算机，由计算机对此进行分析。然后，由计算机报告各种语法形式、短语结构、语句结构和时态的正确应用实例，以及正确应用的百分率，并且报告言语的平均长度。有的分析软件还包括一个搜索程序，可用来提取特定的对话成分或全部言语。这些语言成分可能是语言诊断或训练治疗课程设计所需要的。

（2）语音分析：应用计算机对言语抽样进行分析，对失语症和构音障碍的评价与治疗是有价值的。语音分析系统可评价发音测验结果或自发言语抽样。对录入计算机的测验资料可以计算报告元音辅音的应用情况、遗漏与替代的方式，并对语音进行分析。

（3）听理解训练：

①听觉辨别训练：采用自然声音和图片概念信息相结合的方式，促进患者对于不同声音特征、不同声音响度和不同声音频率的辨别，分辨言语声音和自然声音的不同，分辨场所、场景的

特定声音例如市场的背景声、会场的鼓掌声以及歌唱的声音等。

②词、句的听理解训练:听理解训练程序由不同层次的训练组成,适合不同程度的听理解障碍患者。训练作业通常包括名词、动词、介词辨认,执行指令,听语保持广度训练,主动句、被动句、比较句的理解以及短文的理解等。例如听词辨认,屏幕呈现 3~4 个图像,治疗师选中其中一张图像,该图像的名称语音由计算机发出,患者听懂后选出与之相符的图像,如果选错,计算机可以提供多种提示由治疗师根据患者的情况予以选择,如物品的功能描述、外形特征描述、视觉动作提示等。

(4)言语表达训练:

①发音训练:发音训练常常包括基本发音训练、声母训练、韵母训练、字发音训练及词组发音训练。治疗师操作系统在训练屏幕显示训练用字词和音素,治疗师选中相应的音素和字词,由计算机进行领读,并在训练屏幕上分别显示训练音或词的标准声强、频谱曲线,以及同步显示发该音的口形、舌位、气流等示意图。患者进行跟读的语音输入计算机后,在训练显示屏实施显示患者发音的声强、频谱曲线,并同步与原有的标准曲线对比,通过视觉反馈原理,使患者利用视觉来辅助纠正发音。此外,还可进行自选发音训练。训练屏幕显示一组字词,由患者自选其中字词并发音,计算机识别后显示患者发音所对应的字词,看是否与患者想要发的音一致。

②视图命名训练:屏幕显示物品图像,如茶杯。治疗师操作计算机询问患者:"这是什么?",如果患者不能命名,将选择提供不同类型的语音提示,如描述提示:"这是玻璃制作的,掉到地上可以摔碎",功能提示:"喝水时用它";语义相关词提示:"与它一起使用的有茶壶、茶勺"。如果患者仍不能命名,还可提供语句完成提示:"这是喝水用的—";语句完形 + 起始音:"这是喝水用的 cha-",同时显示口形图像;文字提示:"茶杯";复述 + 口形图像。

③言语表达训练:语言图像系统是由 200 多个名词、动词、形容词、介词等的词项以及相应的图像构成的。每个图像可以单独显示,也可以在它的语义范畴内与其他的图像并列显示,或由使用者设计的句法序列中显示。为了引起注意或调整的目的,图像可以快速放大,也可以根据使用者的需要呈现语音和文字。如:在屏幕的左侧是数个语义相关物品水果的图像,患者点击图像"香蕉",右侧出现的是患者选择的图像,当计算机说了该名称时,屏幕下面显示其相应的名称。

(5)阅读理解训练:阅读理解训练在计算机上是最容易实现的。阅读程序可以包括词-图匹配、语句-图匹配、执行指令、分类、找错、同义词、反义词、问句、故事的理解。治疗程序可以提供随机或选择的刺激呈现,基线水平测定,反应时间测定等数据的采集和分析。

(6)书写训练:失语症患者的书写训练包括抄写词完形、自发书写、笔画的组合和辨别以及词与非词的辨别等。作业完成的速度、反应时间、正确率等数据可由计算机进行分析。如抄写训练包括看图像抄写、分类抄写与短语完形。看图抄写时屏幕上部呈现 1 张图像,图像下面有 3~4 个相应的文字。患者从文字中选出与图一致的文字,抄写在图的右边,可以通过鼠标或手写板完成。笔画的组合和辨别训练,使患者自行组合笔画而得出训练的目的用词。词与非词的辨别训练,使患者根据文字特点选择正确单词而辨别非正常结构的单词。

(7)失语症的辅助交流:重度无意义自发言语的失语症患者即使经过传统的语言训练,往往仍不能达到与他人交往的水平。国外学者报道,通过训练 17 例重度失语症患者应用计算机辅助视觉交流系统(Computer-assisted Visual Communication),多数患者能够使用

CVC 自发进行交流。CVC 是为重度失语症患者设计的可选择的交流系统。它是建立在重度失语症患者能够学会代替自然语言的符号系统,并能够应用这一选择系统进行交流的基础上。

(二)神经肌肉低频电刺激治疗

1. 接通电源,打开开关。将强度控制钮调到"0"。

2. 根据患者具体情况选择治疗模式。

3. 根据治疗部位选好电极,衬垫用温水浸泡准备好备用,也可使用一次性电极。

4. 清洁患者的治疗部位,确保皮肤电阻正常。

5. 根据治疗目的确定电极放置方法,电极放置方法有四种。放置好电极后,检查电极避免脱出衬垫外,电极连接完好,根据电诊断结果选择电流参数,如脉冲、脉宽、频率,然后调节电流强度实施治疗。以目前常用的设备吞咽障碍电刺激治疗仪 VitalStim 的操作来举例。

电极放置方式:有以下 4 种可供选择的电极放置方式。

(1)电极放置方法一:最常用的放置,98% 可采用,此放置方法适合于大多数患者,在严重吞咽困难时,开始以此放置方式放置电极,并可影响多数肌肉群。沿正中线垂直排列所有电极,将第一电极刚好放置于舌骨上方,第二电极紧挨第一电极下放置,置于甲状软骨上切迹上方,第三和第四电极按前两个电极之间的等距离放置,最下面的电极不应放置于环状软骨之下。通道 1 主要作用于舌骨上及舌骨下肌肉系统;通道 2 则作用于舌骨下肌肉系统。

(2)电极放置方法二:对伴有原发性会厌谷滞留和喉部移动功能障碍的患者考虑这一电极放置方法。通道 1 紧位于舌骨上方,水平排列电极;通道 2 沿正中线水平排列电极,最上面的电极放置于甲状上切迹上方,最下方的电极放置于甲状软骨上切迹下方。该放置方法上方的通道电流主要作用于会厌谷和舌基部周围肌肉系统,下方通道电流主要作用于舌骨下肌肉(甲状舌骨肌、胸骨舌骨肌),强度足够情况下,电流还可作用于喉内肌。

(3)电极放置方法三:适用于大多数咽部及喉部运动缺陷。在中线两侧垂直排列通道,最下方电极恰位于或放置于甲状软骨上切迹上方,但应注意不要向旁侧过远放置电极,以免电流通过颈动脉窦。本放置方法是方法一的替代方案,电流主要作用于下颌舌骨肌、二腹肌和甲状舌骨肌,当电流足够强时,电流将向深部穿透还可到达舌骨咽肌,可能情况下,可到达上咽缩肌和中咽缩肌。

(4)电极放置方法四:此放置方法适合治疗口腔期吞咽困难。将通道 1 电极置于颏下方,通道 2 电极放置于面神经颊支位置上。通道 1 刺激舌外附肌群和某些舌内附肌肉组织及舌骨上肌肉,促进咽部上抬;通道 2 刺激面神经,引发面部肌肉收缩;颊肌和口轮匝肌是口腔期吞咽困难治疗的目的肌肉。

【要点辨析】

1. 失语症治疗仪的使用要求

(1)文盲患者、高龄患者需要在治疗师指导下使用。

(2)基于 PC 平台、使用 Windows 操作系统。

(3)标准的声音采集卡、扬声器系统。

(4)如有需要配备打印机。

2. 神经肌肉低频电刺激治疗时先确定吞咽障碍的分期,再准确放置电极并根据电诊断结果选择治疗参数。

【注意事项】

1. 失语症治疗仪的注意事项

（1）遵循由易到难、循序渐进的原则。

（2）通常采用听觉刺激为主的刺激模式。

（3）结合患者情况选择适当的刺激强度。

（4）根据患者的障碍程度选择提示的时机与数量。

（5）治疗过程中对患者的反应及时记录及评定，正答达80%以上，进入下一训练任务。

（6）训练过程中尽量避免负反馈。

2. 神经肌肉低频电刺激治疗时应注意

（1）严重痴呆并不停说话的患者，持续说话会导致误吸。

（2）不要在肿瘤或感染区域使用刺激会导致局部代谢增加，加重病情。

（3）带有心脏起搏器、植入电极的患者慎用：包括埋藏式复率除颤器，电流可干扰其信号，导致功能紊乱。

（4）不要在主动运动禁忌处使用，仅应用于引发实际肌肉收缩。运动点要找准，使病肌收缩明显，而邻近肌肉反应小。

（5）治疗部位不应出现疼痛或肌肉疲劳。

（6）对电流高度敏感及颈动脉窦区禁止安放电极。

（7）衬垫需要6层棉布，注意避免电极脱出衬垫直接接触皮肤引起烫伤。

（8）注意局部皮肤发红出现过敏现象时应减少治疗次数。

（9）禁止在皮肤破损处安放电极进行治疗。

【扩展与补充】

1. **失语症治疗仪**　失语症康复治疗是通过帮助其使用剩余的语言能力来努力提高患者的交流能力，可能的恢复语言能力，弥补语言能力造成的问题以及学会其他的交流方法。随着计算机技术的迅猛发展，"互联网+"时代的到来，借助计算机的强大的处理能力，为临床失语症的检查、康复、控制以及评估提供了高科技的手段，计算机辅助技术以及语音信号处理技术的失语症治疗仪是今后失语症治疗的一个重要方法。

失语症康复治疗仪系统基于汉语语音识别与合成技术、生物反馈原理以及失语症治疗原则。系统的多媒体图形化视觉反馈、声音的听觉反馈给患者多重的训练刺激，同时实时采集患者发声，利用汉语语音信号处理技术分析患者发声特点，有效掌握并进行有针对性地训练，最终达到满意的康复治疗效果。

失语症治疗仪的优点：

（1）提高临床效率：将计算机技术用于失语症治疗将首先有助于提高治疗师的工作效率。在患者用计算机完成训练治疗课程的同时，治疗师可以做许多其他的工作。随着失语症康复治疗计算机软件的开发及治疗师对这些软件的应用有了更多的经验，更多的训练治疗课程可以在无人帮助的情况下由患者独自完成。

（2）提供对刺激的控制：由计算机提供的训练治疗课程的反馈是可以控的。在语言治疗时,提供的反馈需要根据患者语言功能的损害程度和是否伴有其他认知功能障碍来调整反馈的多种变量。根据使用者的反应,通过软件程序改变这些条件,从而达到改变训练课程难度的目的,使训练课程更适合不同的患者。

(3)提高对患者反应测定的精确性:失语症治疗仪对反应时间的记录准确且反应速度,避免了治疗师对患者评价及治疗时的主观限制。

(4)临床数据分析:在训练治疗课程结束后,常需要用少量时间对数据结果进行小结。计算机能够将每个反应进行搜集处理,更精确地反映患者的语言反应。

(5)提供大量的训练治疗课程:治疗师在为患者编制训练治疗课程时,往往需要寻找各种物品、动作、人物图片,并需要用这些图片编成大量各种难度不同的作业,需要花费很多的时间和精力。而由有经验的治疗师与软件专家合作编制出大量听、说、读、写难度不同的作业,将大大方便治疗师的编制工作,并为经验不足的治疗师解决了编制作业的困难。

2. 神经肌肉低频电刺激治疗 是使用一种专门针对吞咽障碍治疗的电刺激器,经过皮肤对颈部吞咽肌群进行低频电刺激,帮助维持或增强吞咽相关肌力,并通过增强肌力和提速度而使喉提升功能改善,从而改善吞咽功能。使用电刺激器,经过皮肤对颈部吞咽肌群进行低频电刺激,帮助或增强吞咽相关肌肉的肌力,并通过增强肌力和提高速度而使喉提升功能改善,从而改善吞咽功能。

(1)肌电生物反馈技术:电脑生物反馈仪能无创探测到吞咽时喉上抬的幅度,并显示在电脑屏幕上,训练时让患者尽力吞咽使喉上抬幅度尽量增大,达到正常的幅度。对于运动和协调性降低所致的生理性吞咽障碍的患者可作首选。

(2)球囊扩张术:利用球囊扩张管按插胃管的方法,自鼻孔插入,通过食管上括约肌、使环咽肌逐渐扩张,来扩张失弛缓的环咽肌,使环咽肌开放完全从而改善吞咽功能的一种治疗方法。

3. 经颅磁刺激(TMS) 经颅磁刺激(transcranial magnetic stimulation,TMS)技术作为一种安全、无创的新技术,实现了在人类活体上进行大脑的无创刺激,从而观察人的生理活动的变化。它是根据法拉第电磁感应原理,通过强电流在线圈上产生磁场,然后磁场无创伤地穿透颅骨进入大脑皮层,并在相应的皮层引起局部微小感应电流,改变大脑皮层的膜电位促使大脑皮层产生相关的生理效应。因此磁刺激是直接作用于运动皮质,通过运动诱发电位反映皮质的兴奋性,并根据不同频率的TMS的特性调节皮质的兴奋性,还可通过神经网络调节远离刺激部位的大脑结构的兴奋性。

4. 经颅直流电(tDCS) 经颅直流电刺激(transcranial direct current stimulation,tDCS)tDCS作为一种非侵入性脑刺激技术,其核心是基于对健康和疾病状态下人类大脑兴奋性和可塑性的调控。tDCS是通过调节自发性神经元网络活性而发挥作用。在神经元水平,tDCS对皮质兴奋性调节的基本机制是依据刺激的极性不同引起静息膜电位超极化或者去极化的改变。阳极刺激通常使皮层增强兴奋性提高,阴极刺激则降低皮层的兴奋性。动物研究表明兴奋性的变化反映在自发性放电率和对传入的突触输入的响应能力上。正是这种初级的极化机制成为了低强度直流电对人类大脑皮层兴奋性产生即刻作用的基础。

5. 肌电生物反馈 在进行一系列食团吞咽和气道保护训练的同时,使用SEMG生物反馈可以明显提高吞咽训练的疗效。电脑生物反馈训练仪能无创探测到吞咽时喉上抬的幅度,实时显示在电脑屏幕上,并能与正常人的喉上抬动作比较。训练时要求患者尽力吞咽使喉上抬幅度尽量增加,达到正常的幅度。值得一提的是生物反馈训练对于运动和协调性降低所致的生理性吞咽障碍的患者可作为首选,而由于解剖结构破坏如头颈部癌症导致的吞咽障碍,其功能恢复可能较小。

（王德强　万桂芳）

十五、语言障碍的影像医学检查

（一）CT 的读片操作

【目的与要求】

1. **掌握** 头颅横断面解剖 CT 正常表现；语言障碍患者头颅 CT 成像。
2. **熟悉** 头颅基本病变 CT 表现。
3. **了解** 神经系统 CT 检查技术及成像原理。

【实训前准备】

1. 阅读《语言治疗学》（第 3 版）"与语言障碍相关的神经影像学及神经电生理学"章节的相关内容。
2. 阅读本节实训指导内容，学习 CT 常用检查技术及方法。
3. 准备电脑、多媒体投影仪、实验课件。
4. 每五人一组。
5. 在康复实验室进行。

【实训操作程序】

语言障碍患者头颅 CT 成像实训操作见图 15-1。

【实训要点】

1. 脑 CT 基本病变表现

（1）高密度病灶：脑出血，脑膜瘤；脑内见高密度团块。

（2）低密度病灶：脑梗死，胶质瘤；片状低密度影。

（3）认识占位效应：中线移位，脑室受压，脑池变窄等。

（4）脑积水：脑室系统扩大。

（5）脑萎缩：脑池、脑裂增宽、脑室扩大。

2. 脑梗死患者头颅 CT 影像学表现

（1）早期征象：脑梗死 24 小时之内 CT 上可为阴性，但可有动脉高密度征、脑岛带消失、豆状核区灰白质分界模糊及脑沟消失等。

（2）脑组织内低密度区：①脑梗死 24 小时后 CT 才可见，低密度区的范围与闭塞血管供血区一致，同时累及皮髓质；②2~3 周后出现模糊效应易漏诊；③梗死后期形成囊腔，CT 密度更低。

（3）占位效应：脑梗死后 2~15 天显著，低密度灶显示最清楚，表现为同侧脑室受压、中线

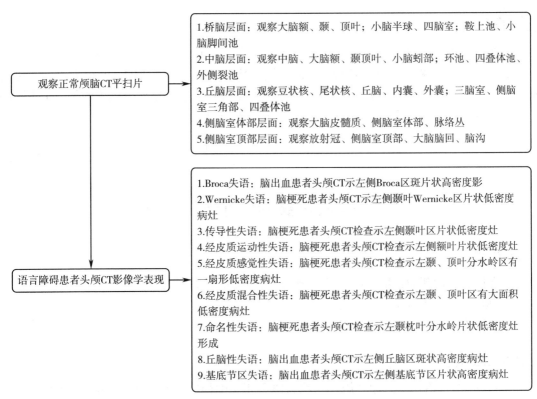

观察正常颅脑CT平扫片

1.桥脑层面：观察大脑额、颞、顶叶；小脑半球、四脑室；鞍上池、小脑脚间池
2.中脑层面：观察中脑、大脑额、颞顶叶、小脑蚓部；环池、四叠体池、外侧裂池
3.丘脑层面：观察豆状核、尾状核、丘脑、内囊、外囊；三脑室、侧脑室三角部、四叠体池
4.侧脑室体部层面：观察大脑皮髓质、侧脑室体部、脉络丛
5.侧脑室顶部层面：观察放射冠、侧脑室顶部、大脑脑回、脑沟

语言障碍患者头颅CT影像学表现

1.Broca失语：脑出血患者头颅CT示左侧Broca区斑片状高密度影
2.Wernicke失语：脑梗死患者头颅CT示左侧颞叶Wernicke区片状低密度病灶
3.传导性失语：脑梗死患者头颅CT检查示左侧颞叶区片状低密度灶
4.经皮质运动性失语：脑梗死患者头颅CT检查示左侧额叶片状低密度灶
5.经皮质感觉性失语：脑梗死患者头颅CT检查示左颞、顶叶分水岭区有一扇形低密度病灶
6.经皮质混合性失语：脑梗死患者头颅CT检查示左颞、顶区有大面积低密度病灶
7.命名性失语：脑梗死患者头颅CT检查示左颞枕叶分水岭片状低密度灶形成
8.丘脑性失语：脑出血患者头颅CT示左侧丘脑区斑状高密度病灶
9.基底节区失语：脑出血患者头颅CT示左侧基底节区片状高密度病灶

图 15-1　语言障碍患者头颅 CT 成像实训操作流程示意图

结构向对侧移位等。

（4）脑萎缩：梗死后 1 个月出现，表现为相邻脑室、脑沟扩大，患侧半球变小，中线向患侧移位。

3. 脑出血患者头颅 CT 影像学表现

（1）急性期（<1 周）：血肿呈均匀高密度，CT 值 60~80HU，可有病灶周水肿及占位效应。

（2）吸收期（2 周至 2 个月）：血肿减小，密度减低为等密度或低密度，边缘变模糊。

（3）囊变期（>2 个月）：较大血肿可残留囊腔，呈脑脊液样密度。

【要点辨析】

1. 急性脑梗死影像学特点　超急性期头颅 CT 平扫约 60% 无阳性征象，部分病例可见局部轻微肿胀、皮髓质界面模糊、豆状核边缘显示不清及动脉高密度征。6 小时后缺血局部密度逐渐降低，多呈楔形或扇形，底边常位于半球凸面，占位效应加重，部分病例可见斑点状或块状出血。3~7 天局部强化率达 100%。1 周以后占位效应逐渐减轻。

2. 急性脑出血影像学特点　特征为基底核 - 外囊区肾形或类圆形高密度影，以纹状体 - 外囊最常见，其次为丘脑、脑桥、脑叶及小脑，血肿周围可见一定程度水肿及占位征象。亚急性期血肿开始吸收，边缘模糊、密度降低，水肿仍较明显。慢性期血肿逐渐演变为等密度至低密度，灶周水肿消失，最终遗留条状或裂隙状囊变。

头颅 CT 属无创伤检查方法，密度分辨率高，显示钙化敏感，且空间分辨率较高，扫描速度快，检查方便。急性脑血管病首选 CT 检查，特别对脑出血特异性强。

【注意事项】

1. 在进行语言障碍患者头颅 CT 成像实训前要复习人体头颅的神经解剖知识。

2. 仅仅依靠影像学检查去判断失语的性质显然是不够的。失语的诊断很大程度上仍然依靠于完善的语言学检查。往往有着相似的影像学表现的患者在临床上表现的是完全不同的失语类型,而同一类型的失语在影像学上可能有完全不同的表现。

（张建斌）

（二）语言障碍患者头颅 MRI 成像

【目的与要求】

1. 掌握头颅横断面解剖 MRI 正常表现;语言障碍患者头颅 MRI 成像。
2. 熟悉头颅 MRI 检查的禁忌证。
3. 了解神经系统 MRI 检查技术及成像原理。

【实训前准备】

1. 阅读《语言治疗学》(第 3 版)"与语言障碍相关的神经影像学及神经电生理学"章节的相关内容。
2. 阅读本节实训指导内容,学习 MRI 常用检查技术及方法。
3. 准备电脑、多媒体投影仪、实验课件。
4. 每五人一组。
5. 在康复实验室进行。

【实训操作程序】

语言障碍患者头颅 MRI 成像实训操作流程,见图 15-2。

【实训要点】

1. 脑梗死患者头颅 MRI 影像学表现

（1）超急性期(<6 小时):①为细胞毒性水肿阶段,DWI 呈明显高信号;②常规 T1WI 和 T2WI 多为阴性表现,有时可见脑回稍肿胀,脑沟稍变窄,灰白质交界模糊;③ DWI 和 PWI 联合应用在一定程度上可判断缺血半暗带。

（2）急性期(6~24 小时):T_1WI 呈低信号,T_2WI 为高信号,DWI 呈高信号,出现占位效应。

（3）亚急性期(1 天至 2 周):① 1~3 天,T_1WI 为低信号,T_2WI 为高信号,开始出现脑实质强化;② 4~7 天,仍呈长 T_1 长 T_2 信号,脑回样强化最显著,水肿和占位效应减轻;③ 1~2 周,呈明显长 T_1 长 T_2 信号,仍可见脑回样强化。

（4）慢性期(2 周后):表现为脑软化灶,T_1WI 及 T_2WI 均与脑脊液信号相似,无强化,可并发局限性脑萎缩。

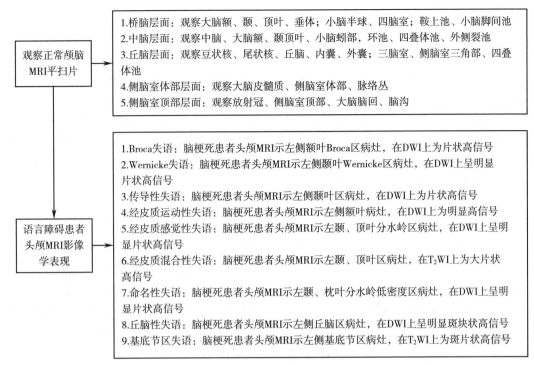

图 15-2　语言障碍患者头颅 MRI 影像学表现及实训操作流程示意图

2. 脑出血患者头颅 MRI 影像学表现

（1）超急性期（4~6 小时）：T_1WI 略低信号，T_2WI 高信号。

（2）急性期（<3 天）：T_1WI 略低或等信号，T_2WI 为低信号。

（3）亚急性早期（3~5 天）：T_1WI 血肿周边出现环状高信号，T_2WI 仍为低信号。

（4）亚急性中期（6~10 天）：T_1WI 和 T_2WI 周边均出现环状高信号，随时间推移，高信号自周边向中央扩展。

（5）亚急性后期（10 天至 3 周）：T_1WI 和 T_2WI 均为团状高信号，T_2WI 周边出现低信号环。

（6）慢性期（>3 周）：血肿演变为液化灶，T_1WI 为低信号，T_2WI 为高信号，且周边有低信号含铁血黄素环。

【要点辨析】

1. **急性脑梗死 MRI 影像学特点**　MRI 较 CT 敏感。急性期 T_1WI 上可见脑回肿胀、信号减低及皮髓质界面模糊，T_2WI 上呈高信号。DWI 上绝大多数脑梗死因细胞毒性水肿呈高信号，并代表梗死核心，表面弥散系数（ADC）图为低信号（10 天后由于 T_2 穿透效应可呈高信号）。

MRI 对急性脑梗死的诊断较敏感，尤其 T_2WI，起病后 5~6 小时即可发现信号变化，但通常仍需 18~24 小时才能较好显示。小脑、脑干梗死信号变化比 CT 清楚，对临床考虑脑干或小脑梗死者，一般直接作 MRI。

利用 fMRI 技术定量计算水分子的表面弥散系数（ADC），常用 DWI 可区别细胞毒性脑水肿与血管性脑水肿，鉴别早期缺血病变与非缺血病变；DWI 对早期缺血病变的发现非常敏感，能在发病后 6 小时内超早期地检出常规 MRI 不能检出的早期小梗死灶。

2. **急性脑出血 MRI 影像学特点**　MRI 表现与血肿内所含血红蛋白演变有明确关系，信号变化具有鲜明时间特点。

（1）超急性期（6 小时内），血肿内为氧合血红蛋白，T_1WI 为低信号，T_2WI 为高信号。

（2）急性期（6~72 小时），血肿内为脱氧血红蛋白，T_1WI 为等至高信号，T_2WI 为低信号。

（3）亚急性期（3~7 天），血肿内为细胞内高铁血红蛋白，T_1WI 呈高信号，T_2WI 为低信号。

（4）慢性期血肿内为细胞外正铁血红蛋白，T_1WI 为高信号，T_2WI 为高信号。

（5）囊变期（数个月至数年），血肿内含铁血黄素，因此 T_1WI 及 T_2WI 信号均逐渐降低，周边变化较早，中心可在相当长时间内保持高信号。较小的血肿演变较快，而较大血肿变化较慢。

高血压脑出血为最常见的自发性脑出血，部位与影像特点典型。急性期首选 CT，MRI 则能更好地显示亚急性期与慢性期血肿。

【扩展与补充】

1. T_1WI 称为 T_1 加权图像，它主要反映组织的 T_1 值差异的 MRI 图像，一般来讲，人体组织中游离水分子具有较长的 T_1 值，也就是说，凡是含有大量水分子的组织都具有较长的 T_1 值，例如脑脊液、水肿区、囊性变、坏死组织和肿瘤等，在 MRI 的 T_1WI 图像中为黑色的部分。

2. T_2WI 称为 T_2 加权图像，它主要反映组织的 T_2 值不同的 MRI 图像，人体中含有游离水分子较多的组织 T_2 值相对较长，例如脑脊液、囊腔、脓肿、炎症及肿瘤等，在 T_2 加权图像上，T_2 值较长的组织信号强，呈亮白色，T_2 值短的组织信号弱，呈暗或黑色。

3. DWI 称为弥散加权成像，是研究细胞和水分子不规则运动的 MRI 成像方法。脑缺血组织的细胞膜功能异常，导致细胞水肿和水分子的弥散运动受限，从而在 DWI 成像时呈现高信号强度，其在诊断急性缺血性脑卒中具有肯定的诊断价值，是目前 MRI 常用的成像检查内容之一。

【注意事项】

1. 在进行语言障碍患者头颅 MRI 成像实训前要复习人体头颅的神经解剖知识。

2. 装有心脏起搏器、眼球内金属异物、义齿、动脉瘤银夹等患者严禁做 MRI 检查。

【实训小结】

1. 总结脑出血在 CT 检查和 MRI 检查上有何特征表现。

2. 总结脑梗死在 CT 检查和 MRI 检查上有何特征表现。

3. 请将一张典型脑卒中患者的头颅 CT 片描述一下。

4. 请将一张典型脑卒中患者的脑 MRI 片描述一下。

（汤继芹　张庆苏）

十六、言语残疾的评定

【目的与要求】

1. **掌握** 言语残疾的定义及分级。
2. **熟练** 掌握言语残疾各问卷的评定流程及要求。
3. **了解** 言语残疾评定的注意事项;了解言语残疾评定的法规及定级过程中可能遇到的问题。

【实训前准备】

1.《语言治疗学》(第 3 版),人民卫生出版社出版。
2. 一间隔音室或安静的测试房间。
3. 用于测试的成套工具包括图片和文字、数字录音笔、玩具、纸、笔。

【仪器与设备】

录音笔一支,用于保留并整理言语残疾测试过程中的音频资料。

【适应证】

年龄在 3 岁以上的所有人。

【实训操作程序】(图 16-1)

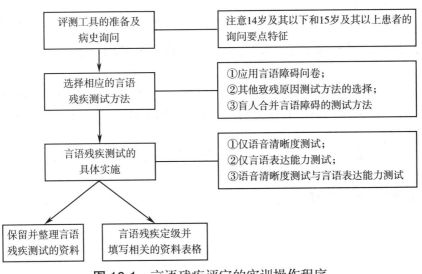

图 16-1 言语残疾评定的实训操作程序

【操作要点】

1. 年龄在 3~14 岁的患者

（1）评定前准备：言语障碍问卷、语音清晰度结果记录表、语音清晰度测试图片、看图说话测试图片、情景描述图片、数字录音笔；部分玩具（拼图、交通工具和动物模型等玩具，用于年龄小，注意力差和不配合的儿童）、白纸、笔等。

（2）评定：完成"言语障碍问卷"，根据结果选择语音清晰度和（或）言语能力两种测试。

A 言语障碍问卷调查（如表 16-1）：

表 16-1　言语障碍问卷

姓名：　　　　性别□ 男 /□ 女　　　年龄：　　　　出生日期：　　年　月　日
诊断：　　　　　　　　　　　　　　测试日期：　　年　月　日　　　测试人：

序号	问题	是（打√）	否（打√）
1	你的说话有问题吗？		
2	说话问题是在"脑出血"以后出现的吗？		
3	说话问题是在"脑梗死"以后出现的吗？		
4	说话问题是在"脑外伤"以后出现的吗？		
5	说话问题是在"脑瘫"以后出现的吗？		
6	只有口语问题，不存在听或读写问题是吗？		
7	除了口语问题，在听或读写也有问题是吗？		
8	有腭裂吗？		
9	说话问题是"喉的手术以后出现的吗？		
10	你有耳聋吗？		
11	你有"弱智"或"孤独症"吗？		
12	你说话"结巴"吗？		

1）下面以"是"回答的序号组，需要做语音清晰度测试：① 1、2、6；② 1、3、6；③ 1、4、6；④ 1、8；⑤ 1、9。

2）下面以"是"回答的序号组，年龄在 3~14 岁，需要做言语能力测试中的看图说测试。如果年龄在 15 岁以上，需要做言语能力测试中的情景描述测试：① 1、2、7；② 1、3、7；③ 1、4、7；④ 1、11。

3）下面以"是"回答的序号组，需要做语音清晰度和言语能力两种测试：① 1、5；② 1、10；③ 1、12。

B 语音清晰度测试（表 16-2）：

表 16-2　语音清晰度结果记录表

姓名:　　　　性别:□ 男 /□ 女　　年龄:　　　出生日期:　年　月　日　　编号:

诊断:　　　　　　　　　　　　　测试日期:　年　月　日　　测试人:

指导语:填写测试记录,并在对应测试结果打√

评估内容	测试记录	测试结果
语音清晰度(%)	一级人员正确数(1):	□ ≤10%
	二级人员正确数(1):	□ 11%~25%
	三级人员正确数(2):　 +	□ 26%~45%
	平均语音清晰度:(　+　+　+　)×100%=	□ 46%~65%
语音清晰度级别	□ 一级　　□ 二级　　□ 三级　　□ 四级	

备注:一级(≤10%)　二级(11%~25%)　三级(26%~45%)　四级(46%~65%)

1)测试人员:四名记录人员(测试对象的父母、兄弟或者听障儿童语训老师一名 / 测试对象的亲属或者本地残疾人工作干部一名 / 无接触人员两名),一名主试者。

2)流程:四名测试坐在主试者的背后,面对被测试者。被测试者面对主试者,主试者从两组图片任意取一组图片,注意用白纸挡住背面,防止被测试者看到图片背面的文字。依次出示25张图片,让被测试者看图片说出名称。如果被测试者不能正确说出图片(图 16-2)代表的词语,主试者可以贴近被测试者的耳朵小声提示说出代表的词语,注意不要让其他测试人员听到。图 16-3 为测试现场的示意图。

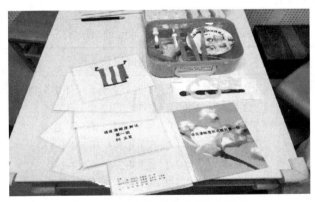

图 16-2　语言清晰度测试图片

3)以上 4 名测试人员听被测试者说出的词语并记录;或者由以上 4 名测试人员听被测试者说出的词语的录音并记录,然后与主试者对照正确答案,最后将 4 名测试人员记录的正确数相加后除以 4,得出平均数即是被测试者的语音清晰度。并将结果填写在表 16-2 中。

4)注意:可以认字的被测试者可以直接读图片背面的文字进行测试。

C 言语能力测试:

1)操作流程:主试者和被测试者面对面坐着。如被测试儿童年龄太小或者不配合,可以让其父母或者照顾者抱着进行测试。如注意力不集中,可以先用玩具吸引孩子注意力,待安静下来以后进行测试。

测试时,主试者首先从一级测试题库抽取一张图片向被测试者出示,要求被测试者说出

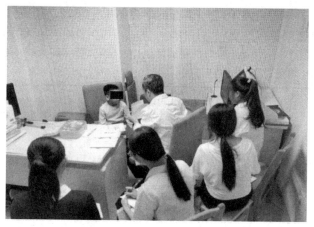

图 16-3 语言清晰度测试

图片的内容和意思,根据其是否能正确理解、表达语意、言语的流畅程度评定能否通过该级测试。如不能正确说出,则另抽取一张图片测试。

2)结果判定在每一等级测试中,如有一次通过则认为该级通过,可依次进入下一等级测试。若连续 3 次不能正确理解、表达语意则停止测试,并根据测试结果填写言语表达能力测试记录表(表 16-3)。

表 16-3 言语表达能力测试记录表

姓名:　　　　性别:□ 男 / □ 女　　　　年龄:　　　出生日期:　年 月 日　　编号:
诊断:　　　　　　　　　　　　　测试日期:　年 月 日　　　测试人:
指导语:根据年龄选择合适的内容进行测试,在对应测试记录,通过打√,不通过打 ×

评估内容	测试记录					测试结果
看图说话 □	□ 1-1	□ 1-2	□ 1-3	□ 1-4	□ 1-5	□ 一级
	□ 2-1	□ 2-2	□ 2-3	□ 2-4	□ 2-5	□ 二级
	□ 3-1	□ 3-2	□ 3-3	□ 3-4	□ 3-5	□ 三级
	□ 4-1-1	□ 4-1-2	□ 4-1-3	□ 4-1-4		□ 四级
	□ 4-2-1	□ 4-2-2	□ 4-2-3	□ 4-2-4		
	□ 4-3-1	□ 4-3-2	□ 4-3-3	□ 4-3-4		
	□ 4-4-1	□ 4-4-2	□ 4-4-3	□ 4-4-4		
	□ 4-5-1	□ 4-5-2	□ 4-5-3	□ 4-5-4		
情景描述(主题对话) □	□ 1-1	□ 1-2	□ 1-3	□ 1-4	□ 1-5	□ 一级
	□ 2-1	□ 2-2	□ 2-3	□ 2-4	□ 2-5	□ 二级
	□ 3-1	□ 3-2	□ 3-3	□ 3-4	□ 3-5	□ 三级
	□ 4-1					□ 四级
	□ 4-2					
	□ 4-3-1	□ 4-3-2	□ 4-3-3	□ 4-3-4		
	□ 4-4-1	□ 4-4-2	□ 4-4-3	□ 4-4-4		
	□ 4-5-1	□ 4-5-2	□ 4-5-3	□ 4-5-4		
言语能力级别	□ 一级	□ 二级	□ 三级	□ 四级		

2. 年龄在 15 岁以上 "言语障碍问卷"以"是"回答的序号组,需要做言语能力测试中的情景描述测试:① 1、2、7;② 1、3、7;③ 1、4、7;④ 1、11。情景描述(主题对话):用于 15 岁以上人群。其他测试方法与 3~14 岁测试方法相同。

3. 言语残疾定级说明

言语残疾定级:当言语表达能力残疾时,在每一等级测试中,如有一次通过则认为该级通过,可依次进入下一等级测试;若连续 3 次不能正确理解、表达语意则停止测试,以未通过测试的级别为言语表达能力的等级,即言语残疾的等级。如:二级通过,三级连续 3 次未通过,则言语残疾定级记为三级。

当语音清晰度与言语表达能力评价结果处于不同等级时,其最后残疾等级的确定应该着重考虑言语表达能力,如相差一个级别时,以言语表达能力的等级为准。如相差两个级别以上等级,语音清晰度级别可向言语表达能力的级别靠近一个数量级确定其等级。

需做两种言语测试时言语残疾评定表(表 16-4,表 16-5)

表 16-4　言语残疾评定表

语音清晰度测试级别	言语能力未达到的测试水平	言语残疾定级
1	1	1
1	2	2
1	3	2
1	4	2(偶见)
2	3	3
2	4	3
3	4	4
4	4	4
4	1	基本不存在
2	1	1
3	2	2
4	3	3
4	4	4

表 16-5　言语残疾测试结果记录及分级表

姓名:　　　　　性别:□ 男 / □ 女　　　年龄:　　　出生日期:　　年　月　日　　编号:

诊断:　　　　　　　　　　　　测试日期:　　年　月　日　　　测试人:

注:请在相对应的级别的右边方框打√

语音清晰度		言语能力		言语残疾	
一级		一级		一级	
二级		二级		二级	

续表

语音清晰度		言语能力		言语残疾	
三级		三级		三级	
四级		四级		四级	
综合评定意见					

备注：

（1）单独使用语音清晰度测试可对构音障碍进行评定。

（2）当语音清晰度与言语能力评价结果处于不同等级时，其最后残疾等级的确定应该着重考虑言语能力，如相差一个等级时，以言语能力的等级为准。如相差两个以上等级，语音清晰度级别可向言语能力的级别靠近一个数量级确定其等级。

【要点辨析】

1. **言语和语言**　语言是思维的外壳，是人类社会中约定俗成的符号系统，人们通过应用这些符号达到交流的目的。其表现包括符号的运用（表达）和接受（理解）。符合包括口头语、书面语、姿势语（手势、表情及手语）等。不同国家、地区、民族的语言不同，应用的符号系统和符号组合的规则也不相同。言语是表达思维的一种方式，是音声语言（口语）形成的机械过程，是神经和肌肉组织参与的发声器官的机械运动的过程。其表现即口语表达。言语是以语言为代码的语言，是人们最常用、最快捷、最基本的交流工具。

2. **残损、残疾、残障**

（1）残损：为结构功能缺失，是指心理、生理、解剖结构或功能上的任何丧失或异常，是生物器管系统水平上的残疾。

（2）残疾：为个体能力障碍，也称"活动受限"，是由于残损使能力受限或缺乏，以致人不能按正常方式和范围进行日常生活活动，其影响在个体水平上，造成个人活动能力障碍，是个体水平上的残疾，如大小便障碍等。

（3）残障：社会能力障碍，也称"参与限制"，是由于病损或残疾，而限制或阻碍一个人完成正常的生活、学习和工作，以致造成社会生活能力障碍，是社会水平的残疾。

【注意事项】

1. 评定过程要严格按照要求进行，不得私自更改指导语等。单独使用语音清晰度测试可对构音障碍进行评定；当语音清晰度与言语能力评价结果处于不同等级时，其最后残疾等级的确定应该着重考虑言语能力，如相差一个等级时，以言语能力的等级为准。如相差两个以上等级，语音清晰度级别可向言语能力的级别靠近一个数量级确定其等级。

2. 家长或照顾者需照看好孩子的安全，不得随意跑动。

3. 试房间最好安装摄像头。

【实训小结】

1. 测试物品包括哪些,列举下来。
2. 评定过程中怎样按照流程进行提问并判断下一步选择的问卷?
3. 总结以下言语残疾的定级结果有哪些?

（陈卓铭）